介入性超声
入门与实践

编　著　王剑雄

天津出版传媒集团

天津科技翻译出版有限公司

图书在版编目(CIP)数据

介入性超声入门与实践 / 王剑雄编著. —天津：
天津科技翻译出版有限公司,2024.3
ISBN 978-7-5433-4238-5

Ⅰ.①介⋯　Ⅱ.①王⋯　Ⅲ.①超声波诊断　Ⅳ.
①R445.1

中国版本图书馆 CIP 数据核字(2022)第 221973 号

介入性超声入门与实践

JIERUXING CHAOSHENG RUMEN YU SHIJIAN

出　　版：天津科技翻译出版有限公司
出 版 人：刘子媛
地　　址：天津市南开区白堤路 244 号
邮政编码：300192
电　　话：022-87894896
传　　真：022-87893237
网　　址：www.tsttpc.com
印　　刷：天津新华印务有限公司
发　　行：全国新华书店
版本记录：787mm×1092mm　16 开本　13 印张　260 千字
　　　　　2024 年 3 月第 1 版　2024 年 3 月第 1 次印刷
　　　　　定价：128.00 元

(如发现印装问题,可与出版社调换)

前　言

　　伴随着医学精准化、微创化的发展趋势，介入性超声近些年也发展迅速，其具有疗效确切、安全快捷、应用广泛、价格低廉、创伤小、患者易接受等优点，越来越被临床医生和患者所认可，在临床工作中也发挥着越来越重要的作用。

　　在临床工作中，很多医生对介入性超声不熟悉，或不具备开展介入性超声工作的相关知识与技能；也有很多医院的介入性超声工作开展不佳，或不具备开展介入性超声工作的人员、设施，或不知道如何开展工作等。本人在天津市南开医院率先开展介入性超声工作，至今已十余年，主要从事急腹症相关的介入性超声诊疗工作，结合本院急腹症外科专业的优势，从刚开始一年几十例，发展到每年近万例，积累了一些工作经验与教训。当前学习介入性超声的医生越来越多，但相关入门书籍较少，本着交流学习、总结经验教训的主旨，编写此书，希望能给各位医生同仁一些启示，对以后的介入性超声工作有所帮助。

　　本书作为一本入门书籍，仅介绍了一些常用的介入性超声的诊疗方法，因水平有限，加之时间仓促，书中难免会有纰漏，恳请各位专家同仁批评指正。"不积跬步，无以至千里"，学习和医疗工作没有捷径可言，医疗工作者只有脚踏实地、勤勤恳恳地在临床工作中知行合一、奋斗进取，才能不断进步，才能更好地为患者服务！以上仅为个人浅见，与同道共勉。

　　最后，特别感谢天津市第三中心医院经翔主任与南开医院王光霞主任的帮助与指导！

目　录

第 **1** 章

超声基础

一、超声学基础

介入性超声医生需要掌握的基本技能是：超声设备操作、图像优化、图像解释、穿刺点定位、穿刺路径可视化。这 5 项技能是从事介入性超声工作的基础，前 3 项技能都与超声图像有关，所以一名优秀的介入性超声医生首先是一位高明的超声诊断医生，需要熟练掌握超声设备操作、能使用超声探头找出病灶具体位置、懂得超声图像优化、能形成清晰的超声图像、清楚周围的解剖关系，才能进行下一步介入性超声诊疗工作。因此，超声诊断是介入性超声的重要基础，介入性超声医生的首要目标是学好超声诊断知识，提高超声诊断技能。

(一)医学超声的基本原理

1.超声成像步骤

发射声波、接收反射声波、分析处理信号得到超声图像。

2.超声诊断仪的组成

由探头、主机、屏幕 3 部分组成。

3.超声成像原理

由超声探头向人体发射超声波，当超声波沿发射路径穿过不同声阻抗的人体组织时，部分反射回探头，部分继续穿入更深层组织，部分散射，部分产热。超声波经过所扫查的组织形成不同的回声反射波，探头作为换能器可将接收反射回来的超声波转化为电信号，再由信号处理系统分析处理后，在显示器上形成超声图像。

(二)超声的基本概念

1.超声波

(1)超声波是振动频率>20 000Hz 的机械波,具有机械波的共同物理性质,例如:必须在弹性介质中进行传播,具有反射、折射、衍射和散射的特性,在不同介质中(空气、水、软组织、骨骼)有不同的声速和衰减特性等。

(2)诊断常用的超声频率是 1~10MHz(1MHz =1.0×10^{6}Hz)。

2.衰减性

(1)声波在不同的介质中传播会有不同程度的衰减,所以反射回来的回声强度不同。

(2)声波衰减的主要原因有:吸收、散射和声束扩散。

(3)在人体组织中,声波衰减的主要因素是蛋白质分子、钙质对声波的散射,造成声波能量的衰减,即:蛋白成分或钙质成分越多,衰减越显著。

(4)人体中声波衰减程度由高至低分别为:骨>软骨>肌腱>肝、肾>血液>尿液、胆汁。

3.回声强度

(1)肝实质回声为中等回声,与肝回声相同亮度的回声为等回声,比肝回声强的回声为强回声,反之为低回声(图 1-1)。

(2)人体组织回声强度由高至低分别为:正常肺(胸膜-肺)、骨膜界面>肾窦>胰腺>肝、脾实质>肾皮质>肾髓质>血液>胆汁、尿液(图 1-2)。

4.声场

(1)声场是声波在传播过程中形成的能量场,分为近场和远场两部分。

(2)近场能量分布不均匀,容易产生伪象,严重时影响诊断;远场能量分布较均匀,但存在

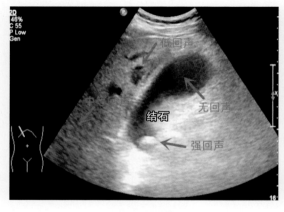

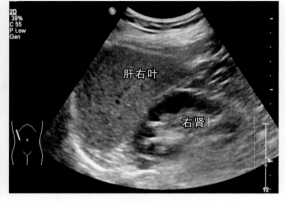

图 1-1　回声强度图。　　　　　　　　　　图 1-2　肝脏比肾脏皮质回声稍强。

散焦现象,使图像质量下降,低档探头尤甚。

(三)伪像

(1)超声扫查时,伪像是不可避免的,消除伪像的方法主要是通过调节超声设置,以及从多方位、多角度超声扫查,必要时变换患者体位。

(2)常见的伪像如下:

1)声影(图1-3):位于超声检查结构后方的无回声区域,主要是由于超声波的高反射(如气体)或超声能量的吸收(如骨骼、结石)引起;

2)噪声:表现为颗粒状回声,尤其在囊性回声附近部分,主要由于邻近区域增益过高所造成,可通过设置而消除;

3)后方回声增强(图1-4):指组织后方区域回声较周围更强,声波穿过透声组织时,能量损耗和衰减非常小,典型的图像是囊肿后方相对于周边组织更亮。

4)混响:声束扫查体内平滑大界面时,部分能量返回探头表面后,又被探头再次反射进入体内,为多次反射引起,多见于膀胱前壁、胆囊底部、大囊肿前壁,可被误诊为壁的增厚或肿瘤等。

5)镜面伪像:常见于膈肌附近,当声束遇到深部的平滑镜面时,反射回声遇到离镜面较接近的靶目标后,按入射途径返回探头。如一个实质性肿瘤或液性占位可在膈肌的两侧同时显示,浅的病灶为实影,深部的为镜像。

6)旁瓣伪像(图1-5):声源发射的声束最大的主瓣,一般处于声源中心,主瓣周围有对称分布的数对旁瓣,旁瓣重叠于主瓣上,形成旁瓣伪像。表现为膀胱无回声区内的薄纱状弧形带、胆囊无回声区内的斜行光点分布。

7)部分容积效应(图1-6):多见于小的液性病灶,病灶尺寸小于声束宽度,或虽然大于声束宽度,但部分处于声束内,则病灶回声与正常组织的回声重叠,表现为肝脏小囊肿内部常可显示为细小回声,为与周围肝组织回声重叠所致。

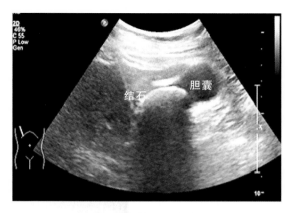

图 1-3 胆囊结石后方声影图。

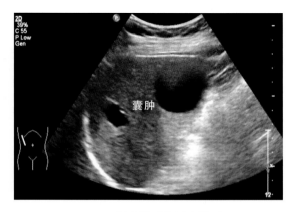

图 1-4 肝囊肿后方回声增强。

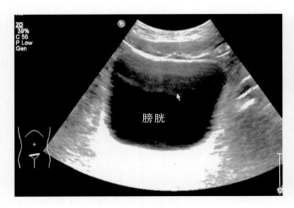 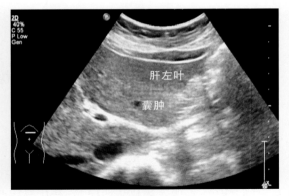

图 1-5 旁瓣伪像。　　　　　　　图 1-6 部分容积效应伪像。

(四)超声探头

(1)根据人体不同部位选择合适的超声探头才能使超声图像清晰,有助于超声诊疗工作。探头分为高频(8~12MHz)、中频(6~10MHz)、低频(2~5MHz)。频率越高,衰减越强,穿透性越弱,分辨率越高,因此,高频探头主要用于表浅器官,低频探头主要用于胸腹部等较深部位的超声诊断。

(2)也可将超声探头分为凸阵探头、线阵探头、相控阵扇形探头、腔内探头(图 1-7)。

1)凸阵探头主要用于胸腹部,探头面是凸面,接触面小,近场视野小,远场视野大,成像视野呈扇形。

2)线阵探头主要用于小器官、外周血管等,探头面是平面,接触面大,近场视野大,远场视野小,成像视野呈矩形。

3)相控阵扇形探头主要用于心脏,探头面是小凸面,接触面最小,近场视野最小,远场视野大,成像视野呈扇形。

4)腔内探头主要用于经阴道、经直肠等超声扫查。

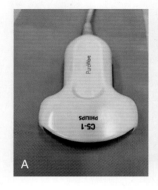 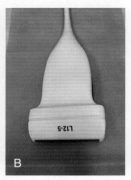 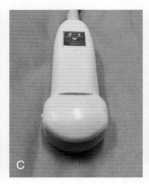 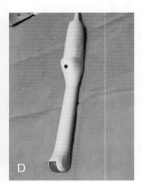

图 1-7 (A)凸阵探头;(B)线阵探头;(C)扇形探头;(D)腔内探头。

(五)超声图像调节

超声图像的清晰度及超声诊断的准确性与多重因素有关,分为客观与主观因素。客观因素包括:超声仪器、图像调节、患者自身情况(肥胖、畸形、配合程度、肺气及肠气干扰)等;主观因素包括:操作者手法、经验和知识水平等。

临床使用的超声仪器品牌多样,型号众多,但仪器操作大同小异,其操作面板上的操作键位置各不相同,常用的操作键有(图 1-8 和图 1-9):探头切换(Transducer)、超声条件选择(如腹部、小器官、心脏、血管等)、增益(Gain)、深度(Depth)、聚焦调节(Focus)、彩色多普勒(Color)、血流频谱(PW)、测量(Measure)、标记(Label/ABC)、冻结/解冻键(Freeze)等。只要掌握这些基本操作,基本可以满足大部分的介入性超声诊疗需要。

1.增益(Gain)

调整图像的敏感性,超声回波信号强度增加的程度,单位为分贝(db),在超声图像上直观地表现为图像的亮度,超声操作时要调节至合适增益,太高会产生假的的回声或使检测的组织图像变模糊,太低会使操作者误判实际的回声信息。

2.深度(Depth)

增加或减小深度,图像出现增大或缩小变化。将深度调浅,图像会被放大,分辨率随之下降,将深度调深,图像会被缩小,调节合适的深度,以要观察的组织、器官或病灶位于图像区域的近、中场,大小合适为宜。

3.聚焦(Focus)

将聚焦调节到观察组织目标位置,用于调节最佳横向分辨,横向分辨率指仪器分辨在同一深度垂直位上两个比邻组织的能力。

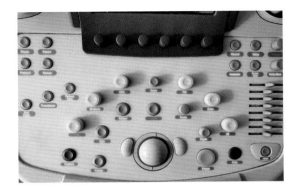

图 1-8 超声诊断仪操作面板图。

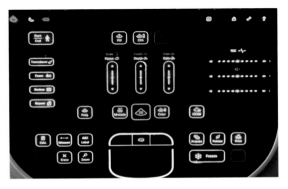

图 1-9 超声诊断仪操作面板(触屏)。

4.深度增益补偿(DGC)

一般具有 8 个滑动钮,每个钮对应一定的深度,分别调节某一深度超声回波信号的强度,滑动钮一般都设置在中心位置。

5.血流 CDFI(Color)

又称彩色多普勒,用于对血流进行检测和鉴别。注意超声 CDFI 显示的红色和蓝色血流不代表动静脉,流向探头方向的血流为红色,背离探头方向的血流为蓝色(图 1-10 和图 1-12)。彩色多普勒对提高介入超声的安全性具有重要作用,超声引导下穿刺时,彩色多普勒对准确评估穿刺路径内是否有大血管很有帮助。

6.频谱(PW)

用于量化血流速度、血流频谱等。动脉频谱呈明显的波浪形,流速快;静脉频谱呈平坦波形,流速慢(图 1-13 至图 1-15)。

7.能量多普勒(CPA)

其检测血流的敏感性是彩色多普勒的 5 倍,因此用于检测彩色多普勒难以检测到的血管和血流。缺点是患者轻微运动(如呼吸)会产生更多的运动伪像,并且不能确定血流的方向(图 1-11)。

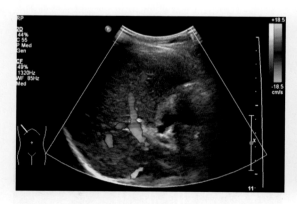

图 1-10　门静脉 CDFI 显示。

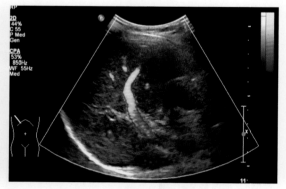

图 1-11　门静脉 CPA 显示。

(六)超声辨别动静脉

见表 1-1,图 1-12 至图 1-15。

表 1-1　超声辨别动静脉

	动脉	静脉
内部回声	无回声	无回声
管壁	厚,可见 3 层管壁结构	薄,可见静脉瓣
按压探头	不可被压瘪(表浅的动脉也可被压瘪)	可被压瘪
搏动	有	无(伴行较大动脉的静脉也可见轻微搏动)
频谱	动脉频谱(有高低峰的改变,呈明显波浪形,流速快)	静脉频谱(波形平坦,流速慢)

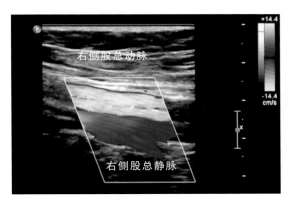

图 1-12　右侧股总动脉、静脉血流频谱。

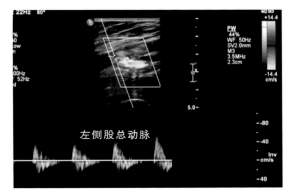

图 1-13　左侧股总动脉血流频谱。

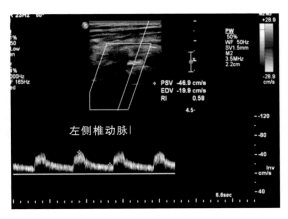

图 1-14　左侧椎动脉血流频谱。

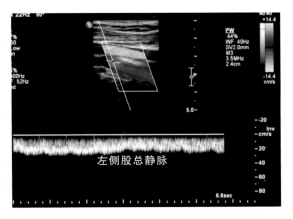

图 1-15　左侧股总静脉血流频谱。

二、超声造影

(一)简介

1.超声造影技术

(1)超声造影技术可明显提高超声诊断的分辨力、敏感性和特异性,从而提高病变的检出率,并对病变良恶性进行辨别,同时也是评估器官功能状态的影像学检查方法。

(2)因能够克服 B 超和多普勒超声技术的一些局限性,超声造影能显示实质组织的微血管结构。当向血液中注入超声造影剂时,含有造影剂的血流信号会明显增强,从而显著改善小血管和低流速血流的显示,为诊断提供重要信息。

(3)病变部位的增强模式可以在所有血管时相显示(动脉期、静脉期、延迟期和血管后期),这与增强 CT 和增强 MRI 的显示相似,但超声造影可实时显影并且超声操作者可以完全控制。

(4)超声造影是继实时二维成像、彩色多普勒成像后,超声医学的第三次革命。

2.超声造影剂

(1)我国常用的超声造影剂是 SonoVue(成分为带磷脂外壳的 SF_6 气体微泡),为 Bracco 公司 2001 年推出产品。

(2)超声造影剂与常用的 CT 和 MRI 对比剂的药物代谢动力学特征不同,大多数 CT 和 MRI 对比剂会迅速从血池清除进入细胞外间隙,而超声造影剂只停留在血管内,然后通过呼吸代谢,约 30 分钟排出体外。

(3)不管微气泡是流动还是静止,超声造影剂都能明显增强超声的背向散射。由于微气泡的体积较小(直径比红细胞小),超声造影可显示大血管和微血管系统,在静脉注射后可迅速增强血管池,并且一般持续>5 分钟,然后缓慢消失。一些超声造影剂可保留在肝脏(和脾脏),具有延迟相或血管后期相的作用。

(4)有很少一部分患者会对超声造影剂过敏,发生率约为 0.01%。过敏表现为呼吸急促、憋气、面部潮红、头痛、恶心等。轻度过敏者一般经吸氧治疗可缓解,严重者予内科对症治疗。据临床报道,腹部超声造影检查时,致命的过敏性反应发生率约为 0.001%。

3.超声造影的优点

(1)可以对增强模式进行实时评估,其时间分辨率也比其他成像技术高许多,可实时捕捉到目标区域瞬间的变化。

(2)超声造影剂具有很好的耐受性和安全性,无心、肝、肾毒性,安全性高,不良反应少,并且在需要时可以在同一时段重复注射,并且可在任何场景(超声科、床旁、手术等)下进行。

(3)与增强 CT 和 MR 相比,超声造影能实现实时动态显影,无放射性,安全性和重复性好,检查费用相对较低。

4.超声造影的局限性

超声造影的局限性与其他类型超声成像一样：如果 B 超显示不清楚，则超声造影效果通常也不理想。

5.超声造影的应用范围

目前，超声造影应用广泛，常应用于肝脏、心脏、甲状腺、胰腺、脾脏、肾脏、胆囊、胃肠道、子宫等的检查，在阴囊、乳腺、淋巴结、腹部外伤、血管，以及血管外途径等方面的临床应用，相关报道也在逐年增加。

6.超声造影检查步骤

（1）检查前准备

1）患者签署知情同意书。患者接受检查前为其建立静脉通道。

2）使用具有超声造影功能的超声设备及相应探头，根据不同设备及造影部位，预先调节设定各项造影参数：机械指数（MI）、扫描深度、增益等，一般采用低机械指数。

（2）检查步骤

1）常规超声检查，检查靶病灶所在脏器，明确病灶与周围组织结构关系等。

2）调整 MI 和增益，获得具有足够组织穿透力的造影图像背景。以肝脏超声造影为例：其造影图像标准为抑制组织信号，不显示肝实质结构，而主要解剖标志如大血管结构或膈肌则在可见范围内。

3）将探头切面置于靶目标区，靶病灶尽可能位于图像中间，图像中应包含部分正常组织以便进行对比。

4）静脉团注超声造影剂，同时打开超声设备计时器及录像功能，推药结束后以 5~10mL 生理盐水冲洗。

5）观察病灶和周围正常组织的增强情况及其动态变化过程，一般为 4~6min，可以采用多切面扫查的方法对肝脏进行全面检查。造影结束后，可反复观看超声造影录像以进行诊断。

(二)肝脏超声造影

1.方法

（1）超声造影临床应用最早、最多、最广泛的是肝脏。

（2）超声造影剂用 5mL 0.9%生理盐水稀释，采用静脉团注方式，随之用 5mL 生理盐水冲入。造影剂用量一般每次 1.0~1.5mL。

2.肝脏超声造影的血管时相

肝脏注射后显影时间见表 1–2。

表 1-2　肝脏超声造影的血管时相

时相	开始	结束
动脉期	10~20s	30~45s
静脉期	30~45s	120s
延迟期	>120s	微泡消失(4~6min)

3.肝脏超声造影的局限性

(1)超声造影分辨率有一定的扫描限制,最小可探测病灶的直径为 3~5mm。对于非常小的肝脏局灶性病变可能漏诊。

(2)因肺气或肋骨干扰,膈下病灶,尤其是肝Ⅷ段病灶,常规超声和超声造影可能探测不到。患者取左侧卧位有助于减少这种盲区限制。

(3)因超声造影穿透力有限,对于重度脂肪肝的患者,位置深的病灶可能探测不到。采取左侧卧位扫查能使肝脏更加靠近探头,可能有助于诊断。

4.肝脏局灶性病变的超声造影增强模式

(1)非肝硬化肝脏恶性局灶性病变的增强模式(表1-3、图1-16)。

表 1-3　非肝硬化肝脏恶性局灶性病变的增强模式

病变	动脉期	静脉期	延迟期
转移癌			
典型特征	环状增强	低增强	低/无增强
附加特征	整体增强	见无增强区	见无增强区
	高增强		
	见无增强区		
肝细胞肝癌			
典型特征	快速高增强	等增强	低/无增强
附加特征	见无增强	见无增强	见无增强
胆管细胞癌			
典型特征	环状高增强,中央低增强	低增强	无增强
附加特征	见无增强区	见无增强区	见无增强区
	不均匀增强		
	高增强		

(2)肝硬化肝脏恶性局灶性病变的增强模式(表1-4)。

表 1-4　肝硬化肝脏恶性局灶性病变的增强模式

病变	动脉期	静脉期	延迟期
肝细胞肝癌			
典型特征	整体高增强	等增强	低增强
	见无增强区(如果较大)	见无增强区	见无增强区
附加特征	花篮状或杂乱扭曲的血		等增强
	管网状增强		
	有增强的癌栓	无增强	无增强
	低/无增强		

(3)非肝硬化肝脏良性局灶性病变的增强模式(表1-5)。

表 1-5　非肝硬化肝脏良性局灶性病变的增强模式

病变	动脉期	静脉期	延迟期
血管瘤	(图 1-16)		
典型特征	周边环状高增强	部分/全部向心性填充	整体增强
附加特征	小病灶:快速向心性整体增强		见无增强区
局灶性结节性增生			
典型特征	早期从中心开始的整体高增强	高增强	等/高增强
附加特征	见辐轮状供血动脉	见无增强中央瘢痕区	见无增强中央瘢痕区
肝细胞腺瘤			
典型特征	整体高增强	等增强	等增强
附加特征	见无增强	高增强,见无增强	轻度低增强,见无增强
局灶性脂肪浸润			
典型特征	等增强	等增强	等增强
肝脓肿			
典型特征	周边增强,见中央无增强区	边缘高/等增强,见中央无增强区	边缘低增强,见中央无增强区
附加特征	内部分隔增强	内部分隔增强	
单纯性囊肿			
典型特征	无增强	无增强	无增强

(4)肝硬化肝脏良性局灶性病变的增强模式(表1-6)。

表 1-6　肝硬化性肝脏良性局灶性病变的增强模式

病变	动脉期	静脉期	延迟期
再生结节(±不典型增生)			
典型特征	整体高增强	等增强	低增强
	见无增强区(如果较大)	见无增强区	见无增强区
附加特征	花篮状或杂乱扭曲的血		等增强
	管网状增强		
	有增强的癌栓	无增强	无增强
	低/无增强		

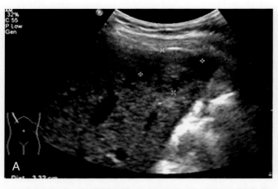
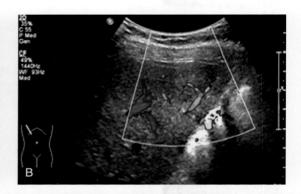
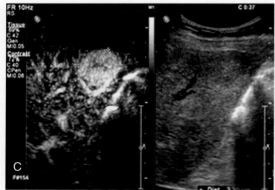
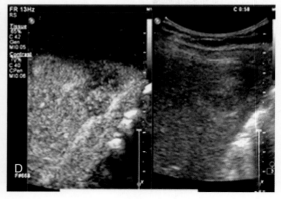
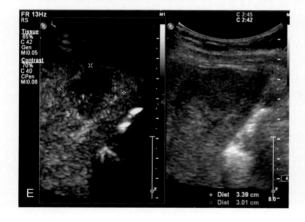

图 1-16　肝 HCC 超声造影模式。(A)超声显示肝右叶 S5 低回声结节,边界尚清晰,内部回声不均匀;(B)超声彩色多普勒显示其内部可见血流信号;(C)超声造影动脉期呈快速高增强,消退迅速,早于周围肝实质;(D,E)静脉期及延迟期分别呈等增强和低/无增强。

（5）肝血管瘤病变的增强模式（图 1–17）。

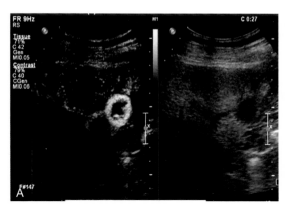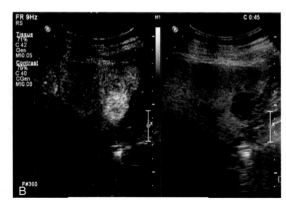

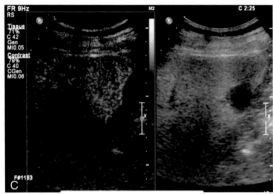

图 1–17　肝血管瘤超声造影模式。(A)动脉期周边呈环状高增强，造影剂全部/部分向心性充填；(B)静脉期呈高增强，消退缓慢；(C)延迟期呈整体增强。

（三）超声造影在介入诊疗中的应用

（1）常规超声显示边界不清的病灶，超声造影可引导定位。

（2）经非血管途径超声造影，可以通过造影剂显影范围及走行，判断管道通畅情况及窦道走行等。如胆道置管引流或肾盂造瘘后引流不畅，而常规超声不能判断原因时，可经导管注入造影剂以明确诊断。

（3）作为增强 CT 或 MR 肿瘤治疗前分期，以及评估目标病灶内血管情况的互补方法。

（4）肿瘤消融后即刻进行治疗效果的评估，引导对残留病灶的即刻补充消融治疗。

（5）增强 CT 或 MR 是评估肿瘤介入治疗效果的主要方法，超声造影也可作为一种无放射性、随访评估肿瘤复发的重要影像学方法。

第 2 章

人员、设施与器械

一、介入性超声工作人员

包括介入性超声医生、护士和导诊人员。

(一)介入性超声医生

介入性超声医生需具备良好的超声诊断基础和丰富的临床经验，有较强的临床操作技能和良好的沟通能力。

(1)最佳操作人选是有外科工作经验的超声医生或有超声诊断基础的外科医生。选择此类人员，不仅学习曲线短、上手较快，也有利于介入性超声工作的开展。

(2)介入性超声医生必须掌握的 5 项基本技能：熟悉超声设备及其操作、图像优化、图像解释、穿刺点的定位、穿刺路径可视化。介入性超声医生的初级培训和训练基本上围绕这 5 个基本技能展开。

(3)介入性超声医生需要具备的外科基础包括外科临床思维、外科操作基础和解剖学基础。

(二)介入性超声护士

介入性超声护士需要有多年临床工作经验，以协助介入性超声工作顺利完成，并能帮助紧急处理介入工作中遇到的一些问题。

(1)最佳人选是有 3 年以上工作经验的外科、手术室或重症监护室护士。

(2)介入性超声护士岗位职责

1)负责申领物品，检查、更换消毒和灭菌物品，领取、备用所有介入性超声所需物品等，以及高值耗材的核对，并负责与物资科交接。

2)按照感控要求，负责治疗室的消毒整理工作，摆放日用物品、及时清理废弃物品、补充备用物品。

3)负责每天介入性超声患者的预约并维持秩序，安排介入性超声门诊患者的接待，记录并保存介入性超声工作资料。

4)辅助超声造影工作。

5)负责每天介入性超声治疗的计费,统计每天工作量。

6)具备一定的超声基础知识,熟悉所有的介入性超声治疗流程,协助介入性超声工作顺利完成。

二、介入性超声室

(1)标准的介入性超声室应包括主操作间及附属房间(图 2-1),各个房间应保持通风、整洁。设立清洁区/污染区,附属房间包括准备及恢复间(图 2-2)、医师更衣室。操作间每天进行紫外线消毒,每季度做空气培养 1 次,医护人员手细菌培养 1 次。

(2)设施齐全,包括:彩超机、诊疗床、治疗车、抢救车(急救药品、氧气面罩、喉镜、血压计、听诊器等)、氧气、紫外线消毒灯等。

(3)工作电脑安装超声工作站、病历查询系统及医学影像浏览软件,以便随时调取患者临床数据及影像资料。

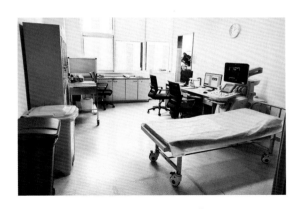

图 2-1 介入性超声操作间。

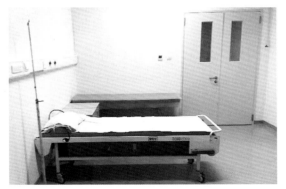

图 2-2 准备及恢复间。

三、超声仪器

(1)使用功能齐全、信号灵敏的高档彩色超声仪器,要求超声图像细腻清楚,并且可以行超声造影检查,配备适用于腹部、小器官、腔内等多种超声探头。

(2)最新型的高档超声仪器采用了全程自动聚焦技术,改进了超声性能,使不同深度的声束厚度减小,图像分辨力明显提高,更有助于行超声引导下穿刺。

(3)目前还有实时三维超声导向技术、图像融合超声导向技术等,使超声引导的准确性得到显著提高。但目前大部分医院并未配置以上先进的超声导向系统,一般情况下,一台图像清晰的彩色超声仪器已可以满足大部分的介入性超声诊疗工作。

四、常用器械与耗材

(一)超声探头穿刺架

熟练掌握徒手穿刺技术的医生一般不使用穿刺架,只有在少数情况下才使用,如经直肠前列腺穿刺活检。对于初学者或超声不能清楚显示穿刺路径的情况下,穿刺架也是不错的选择。

(二)一般耗材(图 2-3)

包括一次性探头包裹套、一次性无菌铺巾、换药包、一次性手术刀片、一次性无菌手套、注射器、引流袋、碘附、缝合针线等。

(三)选择原则

根据临床不同诊疗需要,选择适宜的器械与耗材,原则是质量可靠、费用低廉、操作简便、能达到最佳诊疗目的。

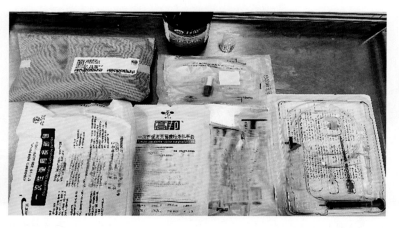

图 2-3　穿刺使用一般耗材。(注:穿刺所用换药包、注射器、刀片、无菌手套、引流管、导丝、引流袋、缝合针线均为一次性使用。)

(四)活检针

1.抽吸式活检针(图 2-4)

其特点是切取组织过程中带有负压,如 Sure-cut 针或 Sonopsy-CI 针,其针管、针芯与针筒为一体,提拉针栓后既可使针腔内形成负压,又可使针尖前端空出约 3cm 针腔供切取组织用。

2.切割式活检针

(1)较常用的是 Tru-cut 活检针,其在针芯的前端有一凹槽与针鞘配合构成活检腔,利用活检腔的启闭进行组织活检。穿刺时,先将针芯弹出,使病变组织陷入凹槽内,然后使针鞘弹出完成切割,将完整的组织条保存于凹槽内。

(2)自动弹射活检枪能一次击发完成活检切割过程,且取材效果好、质量高。自动活检枪弹射范围一般为 2.2cm。注意穿刺危险部位时必须留足空间,以免刺穿周围危险组织部位。

(3)活检针有不同型号和长度(表 2-1),常用的为 15cm 长 18G 或 16G 活检针。应根据病灶大小、位置和深度选择适宜型号的活检针。

(4)老式活检枪(图 2-5),虽然穿刺针是一次性使用,但是活检枪并不是一次性使用,不易消毒,反复使用有交叉感染风险,现在基本已被一次性使用活检针取代。

(5)自动活检针(图 2-6)和手动活检针(图 2-7)各有优势。自动活检针适合较硬的病灶,手动活检针适合较软或软硬适中的病灶。对于危险部位的病灶,建议使用手动活检针,更安全一些。

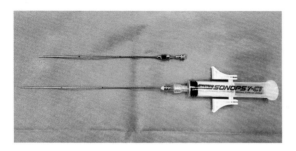

图 2-4　抽吸式活检针。

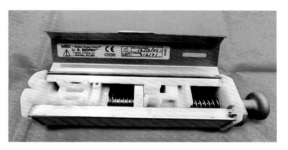

图 2-5　老式活检枪。

表 2-1　活检针规格

规格	24G	23G	22G	21G	20G	19G	18G	17G	16G	14G	12G
外径(mm)	0.5	0.6	0.7	0.8	0.9	1.0	1.2	1.4	1.6	2.0	2.4
内径(mm)	0.3	0.4	0.5	0.6	0.7	0.8	1.0	1.2	1.4	1.8	2.2

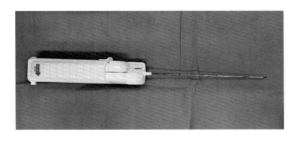

图 2-6　自动穿刺活检针。

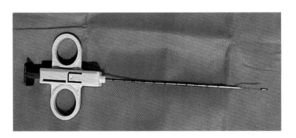

图 2-7　手动穿刺活检针。

(五)穿刺针及引流管

(1)常用的穿刺针为 18G 介入穿刺针(图 2-8),可用于超声引导下穿刺注射或抽吸,以及两步法穿刺置管。还有其他各种型号的穿刺针,应根据临床需要选择使用,如图 2-9 所示为中心静脉穿刺针。

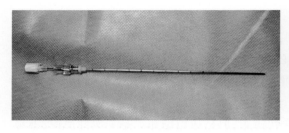

图 2-8 介入穿刺针(18G,长 15cm)。

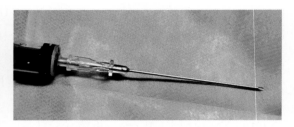

图 2-9 中心静脉穿刺针。

(2)引流管分为胶管和塑料管。

1)常用引流管有中心静脉导管(图 2-10 和图 2-11)、一次性猪尾式引流管(8F、10F、12F、14F、16F)等(图 2-12)。

2)猪尾式引流管有进口和国产,分为有针芯的套管和无针芯的引流管,临床使用中应根据具体情况选择。猪尾式引流管头部为卷曲状,不易脱出,引流孔在卷曲状管头内侧。

3)引流管的规格一般用 F 标记,1F=1/3mm。尽管同一规格引流管的外径相同,但因制作材料和工艺不同,内径相差较大,临床应注意区别选择。

4)另外还有球囊式导管,为双腔导管,主管粗,直通导管尖部,副管细,与导管前壁的可膨大性球囊相通,但临床应用较少。

5)对于胸腔积液、腹水等稀薄液体,一般使用中心静脉导管即可达到引流效果,但当脓液黏稠或有坏死组织时,应注意选择较粗的引流导管。

6)引流管规格见表 2-2。

表 2-2 引流管规格

规格	3F	7F	8F	10F	12F	14F	16F
外径(mm)	1.0	2.3	2.7	3.3	4.0	4.7	5.3

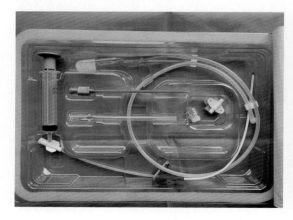

图 2-10 中心静脉导管。

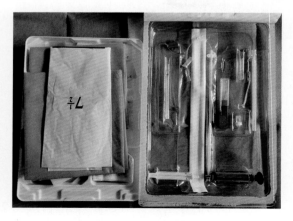

图 2-11 国产中心静脉导管。

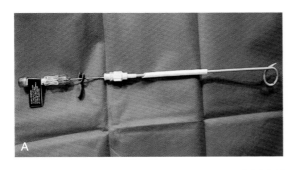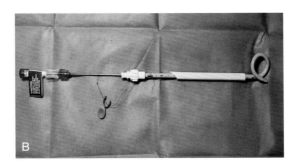

图 2-12 猪尾式引流管。(A)8F；(B)16F。

(3)猪尾式引流管目前最粗的为 16F,临床有时需要穿刺置入更粗的引流管,尤其对于脓液稠厚且有坏死组织的胰腺脓肿患者, 需要较粗的引流管才能通畅引流。带针胸管规格有 20F、24F、28F、30F,可供参考选用(图 2-13);有时候可根据临床需要改造一些引流管,比如中心静脉导管引流时,因原有侧孔较少而容易堵塞,因此,可改造出(使用利器刺破)几个侧孔以预防堵塞(图 2-14)。但改造时切不可破坏引流管的主体结构,确保引流管的安全性和稳定性。

6.消融针及消融治疗仪

目前,常用的消融治疗仪器有微波、射频、激光、氩氦刀、高强度聚焦超声刀(HIFU)、不可逆电穿孔等,使用方法有所不同,临床医生应根据具体病情及各医院特色选择使用。

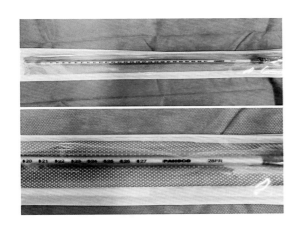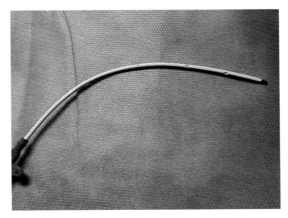

图 2-13 带针胸管。

图 2-14 带有多个侧孔的中心静脉导管。

第 **3** 章

介入性超声基础

一、技能训练

介入性超声医生需要具有足够的解剖学知识,以及生成横断面解剖图像的能力,熟悉人体解剖学,尤其是局部解剖学,并且对穿刺部位局部解剖有较深刻的认知。平常要多阅读解剖学书籍和图谱。

(一)穿刺点的定位

(1)对穿刺点定位时,必须要采用超声对靶目标解剖和周围重要组织结构进行仔细观察,特别是肋骨、大血管、膈肌、肠管等,需谨慎选择。

(2)穿刺前用手指按压体表,估计从探头侧方进针路径,对穿刺点的定位很有帮助。具体做法是:探头朝向预计进针位置的体表,同时用手指按压预选的穿刺点,可验证进针位置是否正确。

(3)选择穿刺路径的原则是超声图像清晰可见,选择最短的安全穿刺距离,以能够避开血管、肠管等重要组织器官和穿刺障碍物为前提,一方面能提高准确性和成功率,另一方面能减少组织损伤,提高安全性,预防和降低并发症。

(4)选择正确的穿刺点对超声引导下穿刺有事半功倍的重要作用。对某些复杂部位穿刺定位时,需要介入医生有丰富的穿刺经验。因此,介入性超声医生在临床工作中要注意总结经验教训。

(二)穿刺路径可视化技能训练

(1)超声引导下穿刺的基本原则是在超声下看见针尖才能进针。操作时,穿刺针针尖在超声影像中应全程可视。穿刺针针尖的精确可视化,可最大限度减少甚至避免血管及邻近组织器官等损伤而引发的并发症。

（2）超声引导下穿刺时，穿刺针要始终保持在超声探头扫查平面内，即穿刺针方向与超声探头扫查平面平行，超声下穿刺针才能较好显影。

（3）超声引导下穿刺针向靶目标方向刺入，若穿刺针已刺入一定深度，但针尖仍显示不清，应立即停止进针，再次超声下仔细观察。若仍观察不到针尖，可稍微震颤穿刺针增加显影，待找到针尖后再逐渐进针，切忌在穿刺针尖显示不清时盲目进针。若发现穿刺针方向轻微偏移，可在超声引导下微调穿刺针方向，准确引导穿刺针进入目标。若穿刺针偏移较大，应将穿刺针退至皮下或较浅位置，重新调整方向，再次在超声扫查平面内穿刺进针。穿刺针（特别是细针）刺入组织一定深度后，将很难改变其方向，尤其在使用穿刺架时，强行改变方向很容易使穿刺针弯曲。

（4）技能训练应由易到难、由浅到深，重视每一次介入性超声治疗操作。刚开始可以进行一些简单的胸腔积液（图 3-1）、腹水（图 3-2）、锁骨下静脉穿刺等操作，以积累经验。操作时，注意超声下观察针尖位置，训练超声探头与穿刺针的配合，培养手感——当穿刺针刺入液体时会有落空感。做到穿刺针全程超声可视，这样操作的安全系数将明显提高。

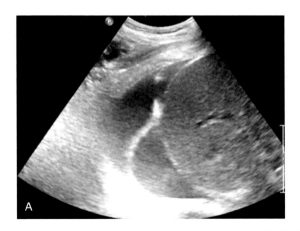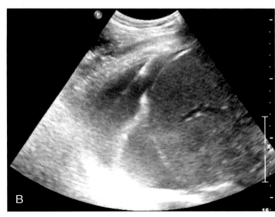

图 3-1　右侧胸腔积液穿刺。(A)超声下清楚显示针尖；(B)经穿刺针置入导丝。

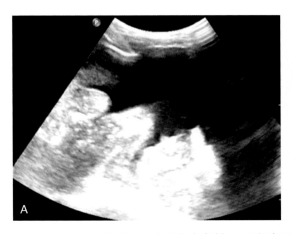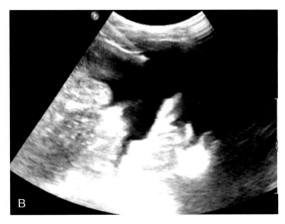

图 3-2　大量腹水穿刺。(A)超声下清楚显示针尖；(B)穿刺针刺破腹膜。

(5)现在有超声体模可以辅助穿刺技能训练,但因价格较贵或不够实用,大部分医院没有配置。初学者也可以使用水球、猪肝等进行超声引导下穿刺技能训练。

(三)穿刺针刺入皮肤的角度和位点

穿刺针刺入皮肤的角度和位点,对穿刺针在超声屏幕上的可视化起着重要的作用(图3-3)。

(1)如果穿刺针进针部位和穿刺针相对于超声探头的角度选择不当,就很难在超声屏幕上看到清晰的穿刺针影像。如果穿刺针相对于超声探头的角度太锐,则从穿刺针反射到探头的超声波束就会较小或较短,从而导致穿刺针可见度减低。

(2)徒手穿刺操作中,一般情况下,穿刺针相对于皮肤表面的最佳穿刺角度是在 30°~60°之间插入,并且确保穿刺针和探头扫查面平行,这样超声才能清楚地显示穿刺针。但在不同的临床情况下,不可能每次都达到这个最佳穿刺角度,以能清楚地显示穿刺针为准,要具体情况具体分析解决。

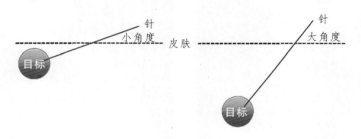

图 3-3   穿刺针进针角度。

(四)关于超声探头穿刺架与徒手穿刺

见图 3-4、表 3-1。综合比较,徒手穿刺更具有优越性,推荐徒手穿刺法。

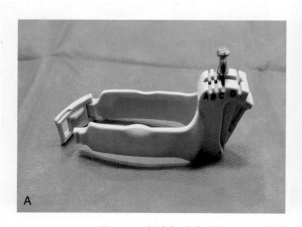
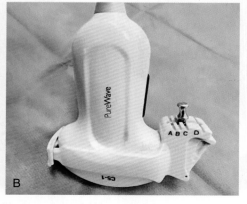

图 3-4   超声探头穿刺架。(A)穿刺架;(B)将超声探头安装上穿刺架。

表 3-1　超声穿刺架引导和徒手穿刺的优缺点比较

	优点	缺点
超声探头穿刺架	操作简单,容易上手,穿刺针道清楚可控	不灵活,穿刺路径不易变化,一般用于较简单的穿刺;超声探头架需要消毒;使用较粗引流管一步法穿刺时,无法使用穿刺架
徒手穿刺(不用穿刺架)	手法灵活,方便快捷,穿刺时超声探头可以反复、多角度观察穿刺路径及靶目标	学习时间长,熟练程度因人而异,需要一定的技巧和经验积累;部分患者穿刺路径模糊,难以看清针道,尤其是靶目标位置较深或受气体等干扰时

(五)超声探头横向引导与纵向引导

1.超声探头横向引导(平面外入路)(图 3-5)

穿刺针垂直于超声束插入,针尖/针体显示为强回声亮点。多用于表浅血管穿刺,操作简单,容易上手。缺点是全程追踪穿刺针到达靶点的全过程中,只有针尖进入皮肤一定距离后方能被超声显示,并且不能或很难确定超声图像上的强回声亮度是针尖还是针体,不适用于较深部位或危险部位的穿刺。

2.超声探头纵向引导(平面内入路)(图 3-6)

穿刺针沿超声束平行插入,位于超声探头长轴下方,穿刺针显示为一条强回声亮线。建议介入性超声医生采用并且训练这种引导方法,超声全程显示针道,安全方便。只要勤加练习,就能掌握穿刺技巧。注意穿刺针从超声探头两侧进针,穿刺针方向要与超声波声束方向平行。一般目标位置较浅时,应小角度进针;目标位置较深时,应大角度进针。

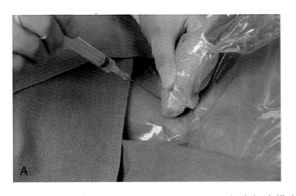 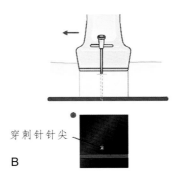

穿刺针针尖

图 3-5　超声探头横向引导。

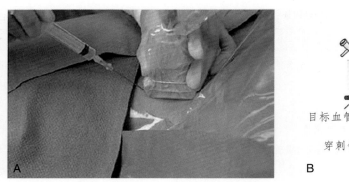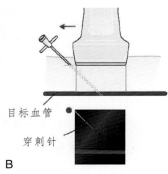

目标血管

穿刺针

图 3-6 超声探头纵向引导。

(六)超声引导下穿刺一步法与两步法

1.一步法(套管针法)

超声引导下,将内置穿刺针的引流管直接穿刺靶目标。穿刺成功后,拔出针芯,向前推送引流管至靶目标,调整引流管至满意位置。见图 3-7。

2.两步法(Seldinger 法)

超声引导下,使用 18G 介入穿刺针穿刺靶目标。穿刺成功后,拔出针芯,经针鞘置入导丝,拔出针鞘,使用扩张器扩张针道,经导丝置入引流管后拔出导丝,调整引流管至满意位置。见图 3-8。

3.一步法与两步法比较(表 3-2)

一般对于较大范围和体积的穿刺目标,超声引导下较容易穿刺时,建议使用一步法;如果没有把握一次性穿刺成功,建议使用两步法。

表 3-2　一步法与两步法的优缺点比较

	优点	缺点
一步法	操作简单,耗时短,方便快捷,可以一次性置入较粗引流管(如 16F)	安全性欠佳,因使用一次性穿刺引流管(内置套管针)较粗,最好一次穿刺成功;容易损伤穿刺路径周围组织、血管等
两步法	安全性好,因 18G 介入穿刺针较细,损伤小,可反复多次穿刺	耗时较长,经导丝置入引流管时部分脓液可能溢出;如果靶目标体积较小或位置较深,置入较粗引流管则比较困难

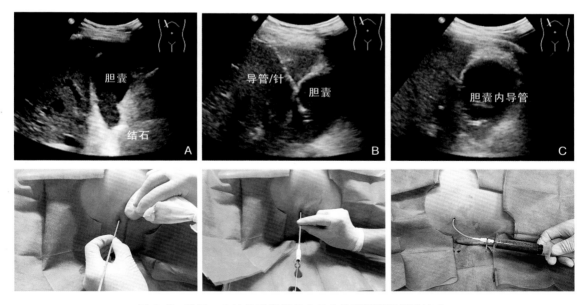

图 3-7　采用一步法徒手穿刺完成经皮经肝胆囊置管引流术。

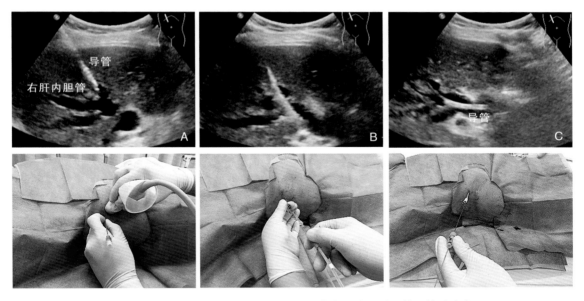

图 3-8　采用两步法徒手穿刺完成梗阻性黄疸经皮经肝胆管置管引流术。

二、介入性超声基本原则

（1）做好术前评估，准确把握各种适应证及禁忌证；充分了解患者的病情，告知患者或家属手术必要性及相关风险，并签署知情同意书。

（2）术前做好超声评估，应用超声反复观察靶目标，评估安全穿刺路径，避开主要脏器、血管、神经等重要组织结构。若无安全穿刺路径，应设法创造安全穿刺路径，思考如何达到最佳诊疗目的,选择使用最适合的医疗器械与耗材。

(3)严格遵守无菌操作规则,无菌病例在前,感染病例在后。如中途发现感染者,应置换穿刺引导器具或经严格消毒后方可进行再次诊疗。

(4)规范操作,安全第一。超声引导下操作时,看见针尖再进针,做到超声下针尖全程可视。

(5)因超声易受气体、肋骨等干扰,且主观性强,故有一定局限性,必要时需结合 CT、MRI等其他影像学检查。

(6)对于并发症,以预防为主,熟悉并发症的发生原因及处理方法。术后常规行超声检查,如有并发症应做到早期发现、早期治疗。

三、禁忌证

(1)严重出血倾向,出血、凝血机制障碍者(凝血酶原时间延长 3~5 秒、血小板<$5×10^{10}$/L);若血小板及凝血功能低于参考值,可进行临床治疗纠正后再行诊疗。

(2)全身衰竭、不能耐受者。

(3)无安全穿刺路径。

(4)患者不配合或躁动。

注意,在患者急救时可适当放宽适应证。

四、其他注意事项

(1)对于术前口服维生素 K 阻断剂(华法林等)的患者,建议停药 3~5 天;对于口服抗血小板药物(阿司匹林等)的患者,建议停药 1 周,停用肝素 12~24 小时,再进行介入性超声诊疗。

(2)若患者有房颤或为人工心脏瓣膜术后等情况,需在专科医生指导下进行介入性超声诊疗。

五、患者准备与配合

(1)如患者需要空腹或饮水憋尿,术前应提前告知患者;如患者术后需使用收腹带,提前告知患者准备腹带。

(2)患者进入介入性超声室后,应更换拖鞋或穿上一次性使用鞋套,佩戴口罩、帽子;行动不便或病情危重者可被推入介入室。

(3)术前向患者解释穿刺过程,取得患者合作与配合。

(4)穿刺时,一般要求患者平静呼吸,尽量不做深呼吸。完全无法控制呼吸动作的患者属相对禁忌证,要注意评估穿刺风险,可在患者呼吸中间停顿的瞬间迅速进针。

六、签署治疗知情同意书

(1)对于住院患者,由临床医生负责告知病情、治疗必要性及可能的并发症风险等,签署治疗知情同意书,将其加入患者病历。

(2)对于门诊患者,由介入性超声医生负责告知病情、治疗必要性及可能发生的并发症风险等,签署治疗知情同意书,并妥善保存。

(3)术前充分告知患者或家属介入性超声诊疗的必要性及风险性,并签署知情同意书。风险主要有:出血、血肿;疼痛、神经损伤;感染、发热;邻近脏器组织等损伤;穿刺不成功或不满意,需要再次穿刺的可能;引流管打折、堵塞、脱落等。

七、探头及穿刺物品消毒

(一)探头消毒方法

(1)为避免损伤探头表面,禁忌将探头浸泡及用高压蒸汽消毒,尽量不采用乙醇(酒精)、碘附等消毒液频繁擦拭探头。

(2)最好采用探头包裹法,用无菌手套或一次性使用探头套包裹探头。

(3)也可采用气体消毒法,将探头置于等离子低温或环氧乙烷灭菌器中消毒。消毒前,必须用塑料袋将探头插接件部分包裹严密,一般用于术中探头消毒。

(二)穿刺物品消毒

(1)目前超声引导穿刺大多采用一次性针具及引流管等,使用后应放置于医疗废物箱,由相关部门负责销毁处理。

(2)非一次性使用的穿刺架用完后应彻底清洗,干燥、灭菌后备用。

八、术前准备

(一)包裹探头

探头表面均匀涂抹耦合剂,术者戴无菌手套后,套一次性无菌探头套(图 3-9),挤压出无菌探头套与探头表面之间的空气后,固定探头套。若没有一次性无菌探头套,可用无菌手套包裹超声探头(图 3-10)。超声引导时,将包裹好的探头涂覆碘附或无菌生理盐水后使用。

(二)消毒(图 3-11)

戴手套后,以穿刺点为中心向四周消毒。使用消毒棉球消毒 3 遍,一般消毒范围 10cm 以上。使用后的消毒钳/镊/棉球,不得放回无菌操作台上。

(三)铺巾(图 3-12)

戴手套后,在穿刺点四周铺无菌巾。

(1)介入医生未穿手术衣时:先铺对侧,再铺穿刺点上下方,最后铺近侧。

(2)介入医生着手术衣时:先铺近侧,再铺穿刺点上下方,最后铺对侧。

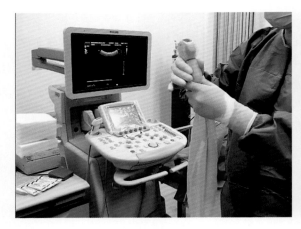

图 3-9　一次性无菌探头套。

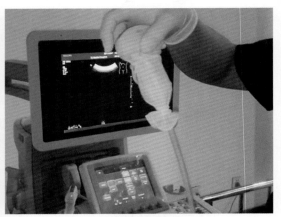

图 3-10　无菌手套包裹探头。

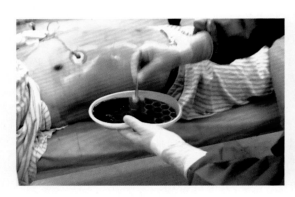

图 3-11　以穿刺点为中心消毒。

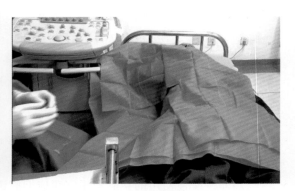

图 3-12　穿刺点四周铺无菌巾。

(四)麻醉

(1)大部分介入性超声治疗只需要局部麻醉,最常用利多卡因。

1)对皮肤至腹膜/胸膜层的充分麻醉,可有效减轻患者疼痛,并有助于取得患者配合。

2)方法:皮下注射利多卡因呈皮丘状(图 3-13),超声引导下再缓慢注射麻醉药至腹壁或胸壁最下层(腹膜或胸膜)(图 3-14)。

(2)少部分介入性超声治疗(如肝癌消融治疗)需要静脉基础麻醉或静脉复合麻醉。应根据患者病情需要及治疗方法选择相应的麻醉方法。对于精神过度紧张或不能配合者,可适量给予镇静剂。

(3)另外,注射局部麻醉药前一定注意排尽气体,因为即使注射少量的气体也可能在穿刺时影响超声图像。

(4)建议在超声引导下注射局部麻醉药,不仅使局麻药注射于最佳部位,而且可作为正式穿刺时进针位置和方向的重要参考,相当于用细针预穿了一次,可作为徒手穿刺确定角度的重要参考。

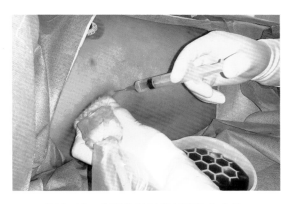

图 3-13　皮下注射利多卡因呈皮丘状。

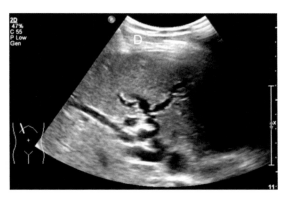

图 3-14　注射利多卡因至腹膜。

九、引流管的连接与固定

(1)引流管可通过橡胶管与引流袋连接。有些引流管穿刺套装内自带连接管,但大部分引流管并没有自带连接管与引流袋相接。建议将 22F 橡胶 T 管剪成合适长度以连接引流袋(图 3-15)。

(2)为防止引流管脱落、打折,可将缝皮后的手术丝线缠绕引流管后打结固定,再外用透明敷料或专用敷贴固定。中心静脉导管可用思乐扣固定后,再外贴敷料(图 3-16)。

十、介入性超声治疗报告单

(1)包括患者基本信息、治疗前后超声图像、介入性超声文字描述、操作医师签字、日期等。

(2)尽可能完整描述介入性超声全过程,包括消毒、铺巾、麻醉,超声引导下穿刺部位,如何操作,置入几支、何种型号的引流管,引流管置入部位,引流液性质,有无出血等并发症,患者有无不适等。

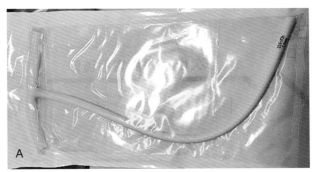

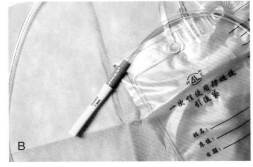

图 3-15　22F 橡胶 T 管,与引流袋相连接。

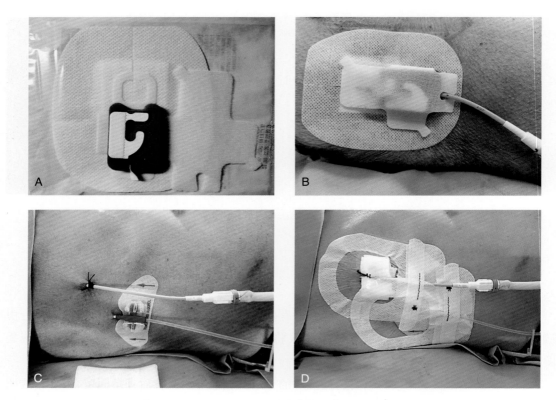

图 3-16 引流管的固定。

第 **4** 章

中心静脉穿刺

一、简介

中心静脉穿刺是介入性超声比较简单的操作之一,却也是临床应用最广泛的操作之一。相较于盲穿,超声引导下中心静脉穿刺置管更加安全可靠,穿刺并发症几乎为零,并且穿刺前可及时评估目标静脉情况,操作简便快捷,成功率较高,患者痛苦少且容易接受。因此,国内外医学会已将超声引导纳入中心静脉穿刺指南。

(一)适应证

(1)大量、长时间静脉输液。

(2)患者的外周静脉无法使用。

(3)需要进行中心静脉压监测。

(4)需要全胃肠外营养(TPN)。

(5)需要输入多种不能混合的药物或同时输入多种液体。

(6)患者有可能被取血样或输血。

(7)患者需要临时接受血液透析。

(8)输入高渗液体或刺激性较大的液体(如化疗药)。

(二)禁忌证

(1)严重的出血、凝血障碍(凝血酶原时间延长 3~5 秒、血小板<$5×10^{10}$/L)。

(2)穿刺部位皮肤感染。

(3)穿刺静脉近心端存在静脉损伤或栓塞。

(4)患者不配合或躁动。

(三)知情同意书

(1)麻醉相关风险,心脑血管意外。

(2)疼痛、神经损伤。

(3)出血、皮下血肿等。

(4)气胸、血胸、胸腔积液可能。

(5)感染、发热可能。

(6)静脉血栓形成可能。

(7)穿刺不成功或不满意,需多次穿刺,穿刺失败可能。

(8)中心静脉导管堵塞、脱落。

(9)该治疗部分耗材不在医保报销范围内。

(四)注意事项

(1)穿刺前超声评估目标静脉的状态(塌陷或充盈)、血流情况、是否通畅,以及有无血栓等。

(2)穿刺前,需要用生理盐水冲洗穿刺针及导管;穿刺置管后,若不能立即输液,则用肝素稀释液封管,预防血栓形成及导管堵塞。

(3)各部位中心静脉穿刺优缺点见表 4-1。

表 4-1　各部位中心静脉穿刺优缺点

穿刺部位	优点	缺点
锁骨下静脉	大血管,流量大;不影响颈部和上肢活动,患者舒适;导管易固定,辅料不跨越关节,易于清洁和更换,利于护理;静脉炎可能性小	与肺尖近,易造成气胸;易刺中锁骨下动脉;止血困难
颈内静脉	血管较粗,易于定位和穿刺;到上腔静脉距离短而且直(右);并发症少	患者不舒适;覆盖较困难,不易固定;穿刺点易被污染;气管切开患者不适合
股静脉	血管较粗,易于定位和穿刺;急救时有优势	运动受制;穿刺点易被污染;易形成血栓和感染;可能穿入股动脉

(4)中心静脉穿刺置管时,应根据临床需要选择穿刺静脉,一般选择顺序为:右锁骨下静脉——左锁骨下静脉——右颈内静脉——股静脉。

(5)中心静脉导管置管长度

1)中心静脉导管不可置入过深。若置入心脏内或低于上腔静脉的心包返折处,有可能增加心脏并发症的风险。

2)导管尖端的最佳位置为右心房与上腔静脉交界处,但很难精确地放置到这个位置。所以一般认为导管尖端位于上腔静脉下 1/3 处也是合适的位置。

3)一般置管长度应该是右锁骨下静脉、右颈内静脉约 15cm,左锁骨下静脉、左颈内静脉约 17cm。具体长度还需要根据患者体型来适当调整。

二、锁骨下静脉穿刺

(一)锁骨下静脉解剖

(1)呈轻度向上的弓形,在成人直径可达 2cm,全长平均 4.8cm,自皮肤到锁骨下静脉前面的垂直距离平均为 2.2cm。

(2)在第 1 肋骨外缘处起始于腋静脉,经锁骨下动脉及前斜角肌的前面,由第 1 肋外缘行至胸锁关节的后方,在此与颈内静脉汇合形成头臂静脉。

(3)前上方为锁骨与锁骨下肌,后方为锁骨下动脉,下方为第 1 肋,内后方为胸膜顶。

(二)锁骨下静脉是中心静脉穿刺的首选静脉

(1)由于锁骨下静脉管径大,变异小,位置恒定,可反复多次进行穿刺置管,临床上常作为中心静脉穿刺置管的首选静脉。

(2)锁骨下静脉距右心房较近,当输入大量高浓度溶液或刺激性较强的药物时,由于管径较粗,血流量较多,药物随时可被稀释,因而对血管壁的刺激性较小。

(三)穿刺点选择

1.盲穿(图 4-1)

去枕平卧位,在锁骨中、内 1/3 段交界处或胸锁关节与肩峰连线中点,穿刺针与胸壁皮肤成 30°~45°,穿刺针指向胸锁关节的后上方,紧贴在锁骨的后下方进针,深度 3~5cm,术后固定中心静脉导管(图 4-2)。

2.超声引导下穿刺

患者一般平卧位,穿刺点选择与盲穿时相同。若患者为被动体位,不强求平卧位,暴露穿刺区域、超声可清楚显示穿刺静脉即可。

(四)注意事项

(1)穿刺前应用超声评估目标静脉时,应观察静脉走行、直径、深度、血流情况,有无血栓等(图 4-4),有无解剖变异及其与周围组织器官的解剖位置关系。

(2)锁骨下静脉穿刺成功后(图 4-3),置入导丝时,超声注意观察导丝位置。超声即时观察同侧颈内静脉,如果导丝误入颈内静脉(图 4-5),调整导丝位置,退出导丝至锁骨下静脉。嘱患者头转向穿刺侧,下颌尽量靠近术侧肩膀,有助于导丝置入上腔静脉(图 4-6)。

(3)静脉容易被压扁,注意将超声探头轻放于目标静脉前皮肤上,不要用力加压。

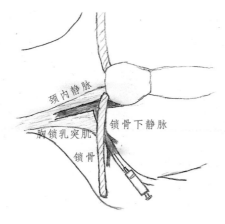

图 4-1　右侧锁骨下静脉穿刺点示意图。

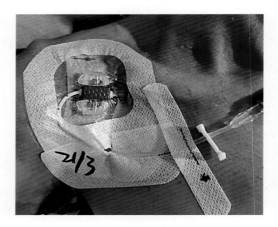

图 4-2　右侧锁骨下静脉导管固定。

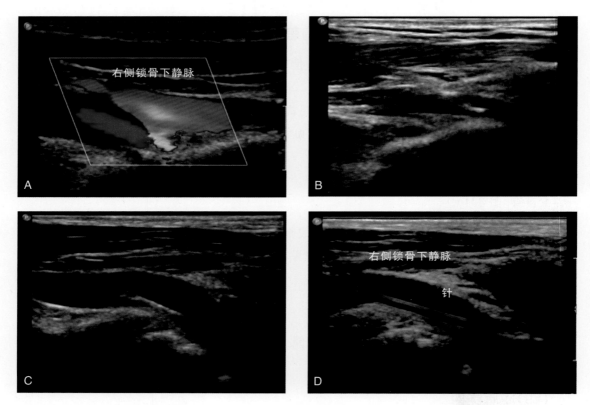

图 4-3　右侧锁骨下静脉穿刺置管。（A）超声显示右侧锁骨下静脉；（B）穿刺针穿刺进入右侧锁骨下静脉；（C）经穿刺针进入导丝；（D）经导丝置入中心静脉导管。

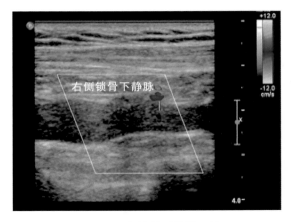

图 4-4　右侧锁骨下静脉血栓。

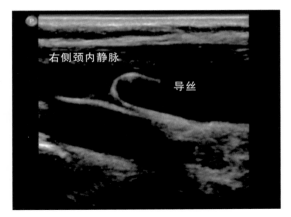

图 4-5　导丝误入颈内静脉。

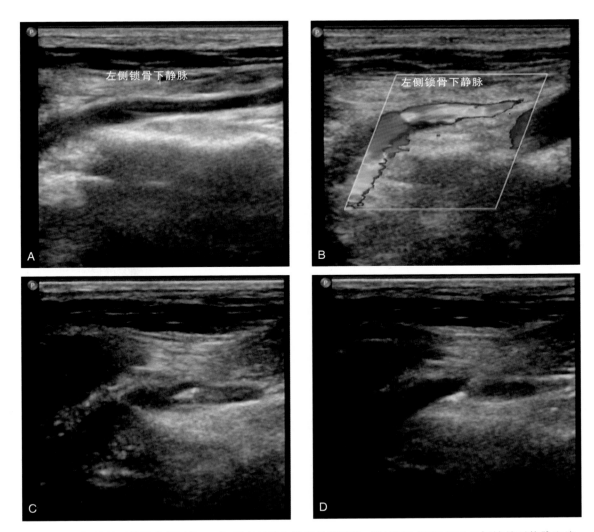

图 4-6　左侧锁骨下静脉穿刺置管。(A)超声显示左侧锁骨下静脉;(B)常规 CDFI 显示左侧锁骨下静脉血流;(C)超声引导下穿刺;(D)穿刺成功后置入导丝。

三、颈内静脉穿刺置管

(一)颈内静脉解剖

(1)为头颈部静脉回流的主干,初始部沿颈内动脉,继而沿颈总动脉外侧下行,在胸锁关节的后方与锁骨下静脉汇合成头臂静脉。

(2)颈内静脉起始部膨大,在颈内静脉下端也稍膨大,腔内有静脉瓣膜。

(二)穿刺点选择(图4-7)

在锁骨与胸锁乳突肌锁骨头和胸骨头所形成的三角区的顶点,颈内静脉正好位于三角形的中心位置,于锁骨上3~5cm,针尖指向同侧乳头,针干与皮肤约成30°角。

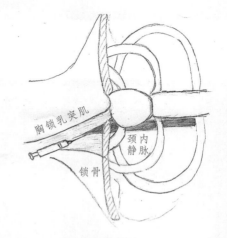

图4-7 右颈内静脉穿刺点示意图。

(三)注意事项

(1)穿刺成功后(图4-8),置入导丝时,超声注意观察导丝位置。超声即时观察同侧锁骨下静脉,如果导丝误入锁骨下静脉,调整导丝位置。导丝误入锁骨下静脉较为罕见,但仍需注意。

(2)因胸骨遮挡,导丝进入上腔静脉时超声无法显示,可根据导丝置入长度及顺畅程度来推测导丝位置及上腔静脉有无堵塞。

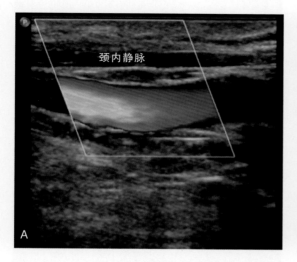

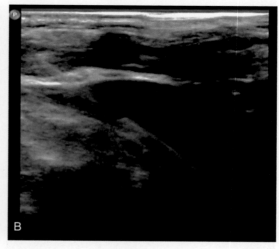

图4-8 颈内静脉穿刺置管。(A)超声显示颈内静脉;(B)穿刺成功后置入导丝。

四、股静脉穿刺置管(图4-9)

(一)股静脉解剖

(1)与股动脉伴行,位于股动脉的后外侧。

(2)在股三角处股静脉转至股动脉的内侧,至腹股沟韧带深面移行为髂外静脉。

(二)穿刺点选择

(1)盲穿时,于腹股沟韧带中点下方2~3cm,以股动脉搏动内侧0.5~1cm为穿刺点,与皮肤夹角30°~45°,针尖指向脐。

(2)超声引导下,穿刺点与盲穿时相同,以超声清楚显示股静脉为前提。

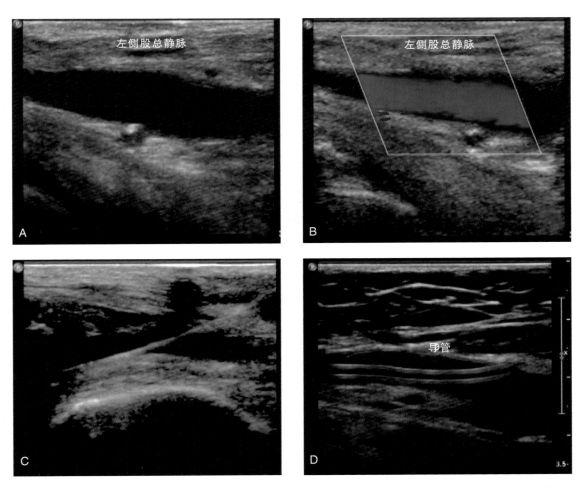

图4-9 左侧股静脉穿刺置管。(A)超声显示左侧股静脉;(B)常规CDFI图像;(C)穿刺成功后置入导丝;(D)经导丝置入中心静脉导管。

五、中心静脉穿刺并发症及处理方法

见表 4-2。

表 4-2　中心静脉穿刺并发症及处理方法

并发症	处理方法
气胸、血胸、液胸	小量,可观察;较多,行胸腔闭式引流/穿刺置管引流
动脉损伤、血肿	立即拔除导管,局部加压;血肿较大,必要时行血肿清除术
胸导管损伤	左侧锁骨下静脉有可能损伤胸导管,穿刺点有清亮淋巴液渗出,予拔除导管,局部加压;乳糜胸放置胸腔引流管
导管位置异常	最常见导管进入同侧颈内静脉或对侧无名静脉等,重新调管,或重新穿刺置管
导管感染	患者发热、寒战,长期带管,排除其他感染可能,拔除导管,剪下头端 1cm 细菌培养,对症抗感染治疗
导管堵塞	防止导管扭曲、受压;输血前后用生理盐水充分冲洗;不用中心静脉导管时,立即用稀释肝素液封管;疑有管腔堵塞时,不能强行冲管,只能拔除,以防将导管内血栓冲入血管
空气栓塞	静脉导管有小破口、经穿刺针在插入导管瞬间进入或拔除导管后沿窦道进入 治疗取头低足高位、左侧卧位,使空气停留于右心而逐渐排出,也可经中心静脉导管吸引;严重者立即剖胸用针直接穿刺右心房抽出空气 预防:在插管时谨慎操作;拔除导管时按压穿刺点 15 分钟

六、经外周静脉穿刺中心静脉置管(PICC)

(一)优点

(1)经外周血管置入中心静脉导管,导管头端位于上腔静脉(图 4-10),为患者提供中长期静脉输液治疗。若护理良好,一般可带管 1 年。

(2)导管材质为硅胶,柔软且生物相容性好,对血管刺激性小,输液安全(图 4-11)。

(二)操作步骤

(1)常规消毒、铺巾、局部麻醉,穿刺前使用生理盐水冲洗导管及穿刺针。

(2)测量确认留置导管长度(穿刺点到右胸锁关节,向下反折至第 3 肋间隙),使用切割器按预计导管长度修剪导管。

(3)超声引导下穿刺,穿刺右臂贵要静脉成功后,置入导丝,将扩张器-可撕裂鞘穿过导丝后,拔出导丝及扩张器。握住 PICC 导管保护套,经可撕裂鞘缓慢插入导管(图 4-12)。一边插入导管一边剥离导管保护套。

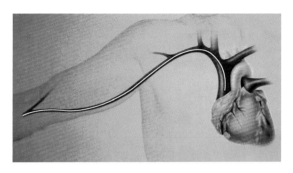

图 4-10 PICC 导管置入上腔静脉示意图。

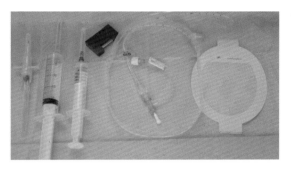

图 4-11 PICC 所用物品。

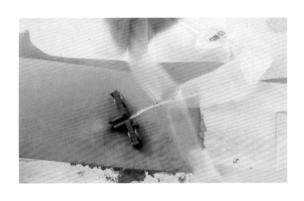

图 4-12 经可撕裂鞘缓慢插入导管。

(4)注意不要将导管误入颈内静脉,将导管送至患者肩部位置时,让患者将头转向穿刺侧,使下颌靠近术侧肩膀,以避免导管误入颈内静脉。

(5)插入导管后采用超声扫查颈部静脉,确定导管位置。血流回抽通畅后,退出可撕裂鞘,以肝素稀释液正压封管。固定导管,穿刺部位绷上自粘绷带,24 小时后去除。

(三)注意事项

(1)首选右臂贵要静脉,其次肱静脉。

(2)注意保持无菌操作,术后可拍摄胸部 X 线片以确定导管尖端位置。

(3)术前测量术侧上臂臂围,术后护理时再次测量臂围,两者比较。如果增大>2cm,应考虑静脉血栓或静脉炎的可能。

七、门静脉、腘静脉等穿刺

(一)肝癌经皮穿刺门静脉栓塞化疗

(1)术前行超声造影检查确定肝癌的荷瘤血管,PTC 针经皮经肝穿刺荷瘤血管成功后,直接连接注射器进行灌注化疗。

(2)门静脉血流缓慢,局部药物浓度高,因此,经门静脉穿刺(图 4-13)可以提高化疗药物

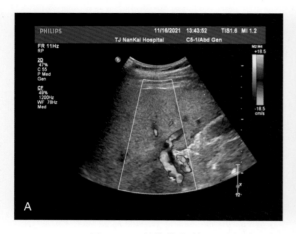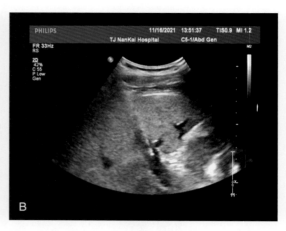

图 4-13　门静脉穿刺。(A)超声 CDFI 显示门静脉;(B)超声引导下穿刺门静脉。

对肿瘤细胞的杀伤作用,并且全身反应小。

(二)门静脉或下肢静脉血栓溶栓,静脉穿刺建立通路(图 4-14 至图 4-16)

(1)采用两步法穿刺,穿刺目标静脉成功后,拔出针芯,置入导丝,再经导丝置入静脉导管鞘。

(2)门静脉血栓穿刺时,用常规 CDFI 显示血流,分辨门静脉。若门静脉系统血栓堵塞严重,血流信号减少或消失,则根据管腔管壁、管道走行及解剖位置等综合分析分辨门静脉,分辨不清肝动脉与门静脉时,可显示动静脉频谱后予以区分。

(3)静脉腔内血栓堵塞严重时,导丝较难置入,可选择穿刺静脉腔内液性部分。

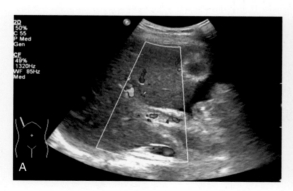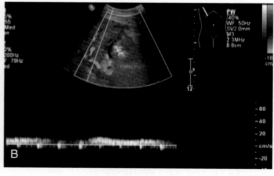

图 4-14　门静脉血栓穿刺。(A)门静脉内血栓形成,门静脉内可见中低回声,血流信号减少;(B)门静脉仍可显示静脉频谱。(待续)

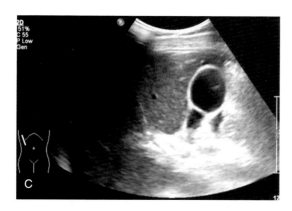
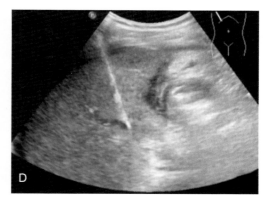

图 4-14(续)　(C)穿刺针穿刺门静脉；(D)经穿刺针置入导丝。

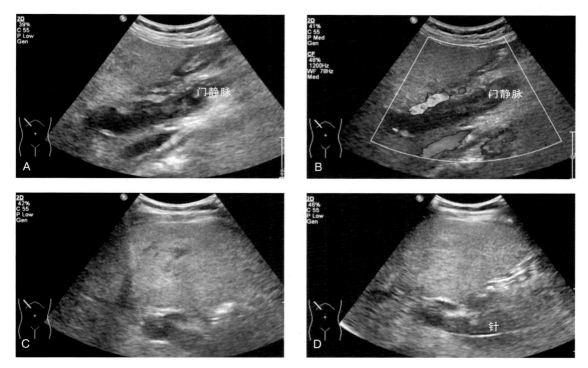

图 4-15　门静脉血栓穿刺。(A)门静脉腔内可见中低回声充填；(B)CDFI 门静脉腔内未见血流信号；(C)超声引导下穿刺针刺入门静脉；(D)经穿刺针置入导丝。

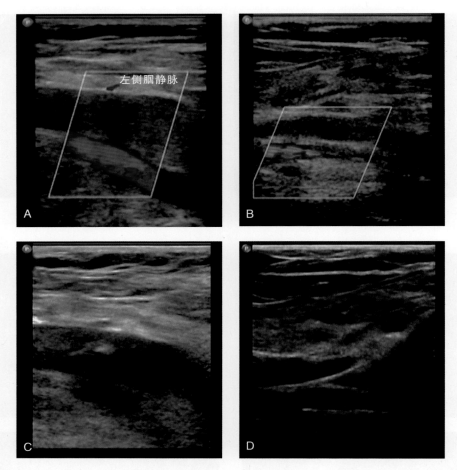

图 4-16 腘静脉血栓穿刺。(A)左侧腘静脉腔内可见中低回声充填;(B)CDFI 腔内未见血流信号;(C)超声引导下穿刺;(D)置入导丝。

第 **5** 章

穿刺活检

一般情况下,凡需要明确诊断的弥漫型病变或实性占位,均可行超声引导下穿刺活检。严重的出血倾向及凝血功能障碍(凝血酶原比率≥50%、血小板<5×10¹⁰/L)、无安全穿刺路径、患者不能配合是所有穿刺活检的共同禁忌证。穿刺活检所获取的组织仅仅是病变组织极微小的部分,如何摄取代表病变本质特性的组织,是提高活检诊断敏感性和特异性的关键。一般肿瘤边缘部分和血供较丰富的区域,往往肿瘤细胞生长旺盛。彩色多普勒和超声造影能够显示肿瘤的血供情况,有助于提高穿刺活检的准确性。

一、甲状腺穿刺活检

(一)超声诊断

(1)超声检查是甲状腺穿刺活检术前必须进行的检查项目,超声诊断甲状腺结节 TI-RADS 分级具有重要的临床价值。

(2)甲状腺结节 TI-RADS 的超声表现及建议见表 5-1。

(二)甲状腺细针穿刺抽吸活检(FNA)

1.适应证

(1)根据患者临床情况或超声检查的结果,选择需要进行穿刺活检的甲状腺结节。

(2)相关指南提出,凡直径>1cm 的甲状腺低回声实性结节,均可考虑行 FNA 检查(图 5-1)。对于直径<1cm 的甲状腺结节,如存在以下情况,可考虑超声引导下 FNA。

1)超声提示结节有恶性征象。

2)伴颈部淋巴结超声影像异常。

3)童年有颈部放射线照射史。

表 5-1 甲状腺结节 TI-RADS 的超声表现及建议

TI-RADS	评价	超声表现	恶性风险	建议
0	无结节	弥漫型病变	0	结合实验室检查
1	阴性	正常甲状腺(或术后)	0	无须随访
2	良性	囊性、实性、形态规则、边界清楚	0	长期随访
3	可能良性	不典型的良性结节	<5%	1 年后随访
4	可疑恶性	恶性征象(实性、低回声、极低回声、微钙化、边界模糊/微分叶、纵横比>1)	5%~85%	穿刺活检或手术,即使细胞学结果阴性,也要定期随访
4a		具有 1 种恶性征象	5%~10%	6 个月后复查
4b		具有 2 种恶性征象	10%~50%	活检
4c		具有 3 种或 4 种恶性征象	50%~85%	手术
5	恶性	>4 种恶性征象,尤其是有微钙化和微分叶者	85%~100%	手术切除
6	恶性	经病理证实的恶性病变		

4)有甲状腺癌或甲状腺癌综合征的病史或家族史。

5)多发性内分泌腺瘤 2 型(MEN2)/家族性髓样癌(FMTC)——相关 RET 原癌基因突变。

6)降钙素>100pg/mL。

2.禁忌证

超声显示病变不清晰。

3.操作技巧

(1)患者取平卧位,术者位于患者头侧,超声引导下注射利多卡因至甲状腺被膜。可单人左手持探头,右手持针操作,也可由助手持超声探头引导,术者持针操作(图 5-2)。

(2)当靶目标周围有大血管时,必须注意进针时不要使针芯斜面背向血管,以免穿刺针偏

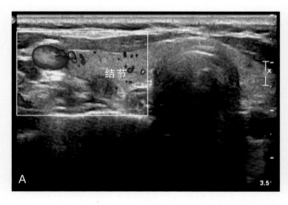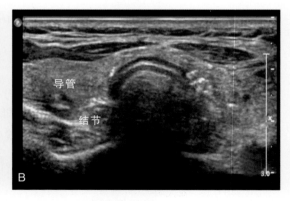

图 5-1 甲状腺左叶低回声结节,超声引导下穿刺(结节性甲状腺炎)。

移造成血管损伤。

(3)超声确认穿刺针进入结节后,开始取材。

1)负压法:用 10mL 注射器保持 1~2mL 负压进行反复提插抽吸 10~20 次。抽吸时可改变针道方向,尽量对结节多点取材,尤其是对超声可疑部位(如钙化区)重点取材。取样满意后,去除负压再退针,避免在退针过程中将肌肉组织吸入针道。注意,不要让标本进入注射器内,以避免细胞破裂。

2)虹吸法:空针在结节组织内提插或原地旋转针芯后静置数秒,使切割的细胞进入针内,该方法获取的细胞量较少,但组织损伤小,可保持细胞组织内部结构,出血量少。退针后,如需再次进针取材,应换用新的注射器再进行。

(4)抽吸式活检针取材后需要旋转,以离断组织芯;亦可边旋转边刺入肿块内,以提高取材成功率。

(5)拔针后,将针头内组织液涂抹于载玻片上进行涂片。拔针后,要充分压迫止血,穿刺点覆盖无菌敷料。

4.注意事项

(1)对于囊实性结节,应首先对结节内的实性部分穿刺取材,尽量避免过多吸入囊内液体,造成取材假阴性;对于结节表面伴有较大钙化者,应从钙化灶的间隙进入结节内部再取材。

(2)细针细胞学活检的首要任务是尽量获取足够的标本量,为避免取材假阴性,应尽量多点、重点及充分取材后涂片。

(3)涂片时,用针头轻轻地将吸出物均匀地向同一方向抹在玻片后 2/3 的位置上(图 5-3)。可以涂片、拉片,但不要推片,否则,恶性细胞体积大,会被推向一边且容易被推挤变性,影响诊断。

(4)与病理组织学检查比较,针吸细胞学最大的局限性是标本量少,标本中组织学结构和细胞间基质大部分弯曲丧失,对肿瘤的分类和分型不够准确。因此,如果有条件,尽量行组织病

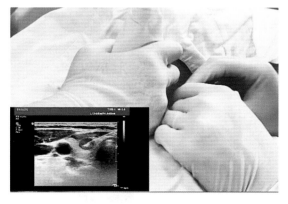

图 5-2　双人操作甲状腺细针穿刺。

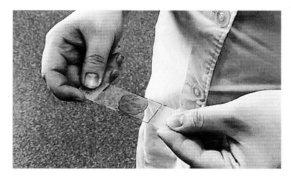

图 5-3　吸出物涂片。

理学检查。

(5)如有条件可选择专业的甲状腺细胞学活检针,若没有,也可以使用 10mL 一次性无菌注射器。

(二)甲状腺组织穿刺活检

1.适应证

(1)甲状腺弥漫型病变,甲状腺结节体积较大,在活检针安全射程范围内。

(2)与细胞学检查比较,组织学检查不仅可鉴别病变的良恶性,还可对病灶进行明确的组织病理学诊断。

2.注意事项(图 5-4 和图 5-5)

(1)了解一次性穿刺活检枪的射程及针槽的长度,活检前常规试用活检枪。

(2)穿刺前评估甲状腺结节位置及其与周围组织的关系,确保气管、动静脉等重要器官不在活检枪射程范围之内,并且留有一定的安全距离。如果安全距离不足,可在甲状腺组织周围注射生理盐水隔离带。

(3)超声引导下取材时,要清晰显示针道和结节。取材后,在活检针内组织条放入福尔马林溶液固定。

(4)若穿刺时出血,应立即压迫止血。穿刺后,常规嘱患者按压穿刺点 15 分钟、甲状腺位置表浅,压迫止血效果良好。

3.并发症及处理

(1)出血:占并发症首位,超过全部并发症的 50% 以上。原因主要是穿刺路径通过了较大的血管,与穿刺针粗细和进针次数正相关。

(2)感染:少见,抗感染的对症治疗即可。

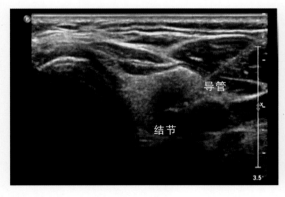

图 5-4 甲状腺右叶结节活检(结节性甲状腺炎)。

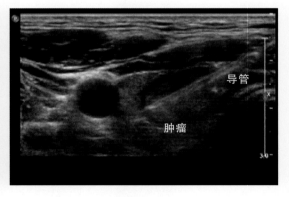

图 5-5 甲状腺左叶结节穿刺活检(腺瘤)。

（3）肿瘤种植：罕见，发生率极低。

二、乳腺结节穿刺活检

（一）超声诊断

（1）超声检查是乳腺穿刺活检术前的必须检查项目，超声诊断乳腺结节 BI-RADS 分级具有重要的临床价值。

（2）乳腺结节 BI-RADS 的超声表现及建议见表 5-2。

（二）适应证

（1）需要明确影像学结节的病理性质（图 5-6 和图 5-7）：经超声、MR 或钼靶等影像学发现明确的结节，需明确其良恶性。

（2）对于临床可触及的乳腺结节，如影像学发现乳腺异常影像信号，但不构成明确的结节

表 5-2　乳腺结节 BI-RADS 的超声表现及建议

BI-RADS	评价	超声表现	恶性风险	建议
1	阴性	未发现异常	0	无须随访
2	良性	囊性、实性、形态规则、边界清楚	0	每年复查
3	可能良性	不典型的良性结节	<2%	3~6 个月随访；>2cm 或者随访过程中发现增长过快，可行穿刺活检
4	可疑恶性	恶性指征：形态不规则、边界不清/微分叶、纵横比>1、周边强回声的恶性晕征、两侧边缘不锐利或后方回声增强、周围组织改变（Cooper 韧带变直和增厚、正常结构分层中断或消失、皮肤增厚或凹陷）、微小钙化（<0.5mm）、内部有血流	3%~94%	穿刺活检或手术，即使细胞学结果阴性，也要定期随访
4a		具有 1 种恶性征象	<10%	<1cm，每 3 个月复查超声持续 1 年，若无变化可改为每半年随访 1 次；>1cm 可穿刺活检
4b		具有 2 种恶性征象	10%~50%	穿刺活检
4c		具有 3 种恶性征象	50%~94%	穿刺活检或手术切除
5	高度恶性可能	>3 种恶性征象	≥95%	积极穿刺活检及手术切除
6	恶性	经病理证实的恶性病变		

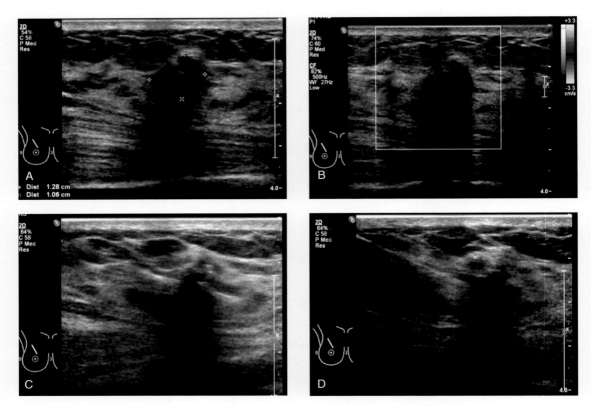

图 5-6　右侧乳腺低回声结节活检(炎性)。(A)右侧乳腺低回声结节(BI-RADS 4b);(B)超声 CDFI 未见明显血流信号;(C,D)超声引导下穿刺活检。

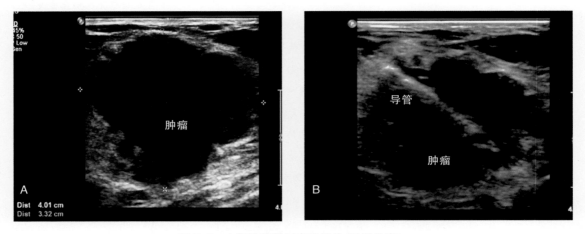

图 5-7　左侧乳腺低回声团活检(浸润性癌)。

影像,需探明是否为结节并明确组织性质。

(3)对于影像学表型典型的乳腺癌及复发性乳腺癌,应在手术前及治疗前进行活检,以指导治疗。

(4)新辅助化疗后为评价疗效,需再次行病理检查,以指导进一步治疗。

(三)禁忌证

(1)超声无法显示病灶。

(2)穿刺区域皮肤感染、溃烂等。

(3)哺乳期。

(四)注意事项

(1)穿刺当日无须禁食,可适当饮食,以免穿刺前后因紧张或疼痛发生虚脱。

(2)避免在乳头附近进针,穿刺点尽量选择乳腺外周。小角度经皮穿刺,避免穿刺乳头后方。

(3)采用同一穿刺点多角度多点进针,尽量在结节内多点取材,尽可能选择一个皮肤穿刺点,能够兼顾多个结节的穿刺。

(4)穿刺乳头后结节时,避免从乳晕进针,应从靠近乳晕的正常皮肤进针,以减少患者疼痛。

(5)如乳腺结节活动度较大,穿刺时可用手或探头固定住结节。

(6)穿刺后用无菌敷料覆盖伤口,嘱患者按压穿刺点 15 分钟。乳腺位置表浅,压迫止血效果良好。若穿刺时出血,应立即压迫止血。

(五)术后并发症及处理

乳腺结节因位置表浅,并发症少见,有可能出现皮下血肿、疼痛、感染等,对症处理即可。

三、肺肿瘤穿刺活检(图 5-8)

(一)适应证

(1)首先行 CT 或 MR 检查,发现肺外周占位性病变并确定其位置。超声检查能显示或隐

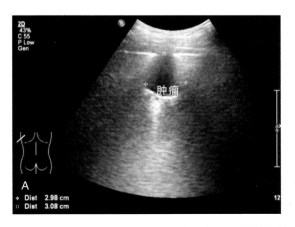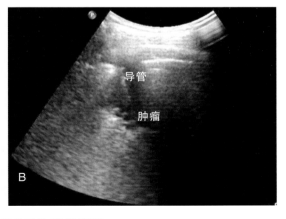

图 5-8　左肺低回声团穿刺活检(肺转移癌)。

约显示病灶。

(2)肿瘤直径≥1.5cm,超声能显示或部分显示。

(3)患者能较好地控制呼吸,能较好配合穿刺。

(二)禁忌证

(1)严重心肺疾病:重型肺气肿、肺心病、心力衰竭及其他严重呼吸功能障碍。

(2)病灶内有难以避开的较粗大支气管、血管。

(3)不能较好地控制呼吸、剧烈咳嗽、呼吸困难等。

(4)大量胸腔积液(可引流后再穿刺活检)。

(三)注意事项

(1)参考胸部 CT,超声通过肋间、锁骨上下缘、胸骨旁等扫查,确定肿瘤位置。

(2)选择安全穿刺通路,穿刺路径应避免肺和粗大支气管。

(3)穿刺点选择肋骨上缘,以免损伤肋间血管及神经。

(4)取材避开坏死区,肿瘤周边常可取到有助于诊断的组织。

(5)一般选择 18G 或 20G 活检针,取材满意后,应尽量减少穿刺次数。

(6)如肿瘤表面有气体,超声显示欠清晰时,可采用垂直角度或小角度穿刺,同时要求患者控制呼吸。

(四)并发症及处理

(1)常见并发症为气胸,少量可观察,大量可胸腔闭式引流。

(2)血胸:少量可观察,大量予穿刺置管引流,止血、输血对症治疗。

(3)咯血、感染、疼痛等,宜对症治疗。

四、肝组织、肝肿瘤穿刺活检(图 5-9)

(一)适应证

(1)凡需要明确诊断的肝脏局灶性病变。

(2)凡需要明确病因的肝脏弥漫性病变。

(二)禁忌证

(1)肿瘤较大突出于肝表面,张力大,穿刺路径无法经过正常肝组织。

(2)肿瘤内血供丰富,充血性肝大等,穿刺出血的可能性大。

(3)膈肌或肝脏周围感染,穿刺路径须经过感染区,穿刺后易发生继发性感染。

(4)大量腹水。

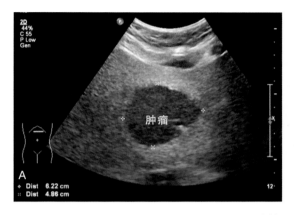
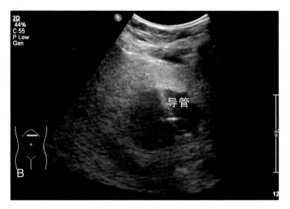

图 5-9 肝左叶低回声团穿刺活检(HCC)。

(三)知情同意书

(1)麻醉相关风险,心脑血管意外。

(2)疼痛、神经损伤可能。

(3)肝脏出血、腹腔出血、血肿等可能。

(4)感染、发热、肝脓肿可能。

(5)周围软组织、神经、血管损伤可能,以及其他副损伤。

(6)取材不满意,需多次穿刺,穿刺失败可能。

(7)病理阴性结果可能。

(8)该治疗(检查)部分耗材不在医保报销范围内。

(四)注意事项(图 5-10)

(1)患者平静呼吸,在穿刺过程中避免咳嗽或深呼吸,否则可能影响穿刺准确性,甚至引起并发症,可在患者呼吸中停顿的瞬间迅速进针。

(2)应选择病灶距体表最近、能避开周围脏器和大血管的穿刺路径,穿刺路径要避开所有肝内管道结构(胆管、血管)。

(3)当靶目标周围有大血管时,必须注意进针时不要使针芯斜面背向血管,以免穿刺针偏移造成血管损伤。

(4)应对病灶的不同部位穿刺取样 3~4 次,对于较大肿块要多点取样。尽量选择肿瘤边缘取样,避开中心部坏死区(边缘部位肿瘤生长活跃,坏死较少),必要时可再次穿刺活检。活检前行超声造影有助于区分肿瘤坏死区,提高活检的准确性。

(5)对肝脏肿块穿刺时,穿刺路径应通过>1cm 的正常肝组织。对胰腺、脾脏和肾脏肿块穿刺时,要求直接进入肿块,对其周围组织损伤越少越好。

(6)在脂肪肝背景穿刺活检时,超声对于穿刺针针尖的显示往往欠清。在超声下可稍微震颤穿刺针,有助于确定穿刺针针道及针尖位置。

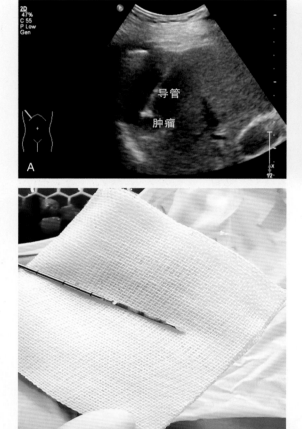
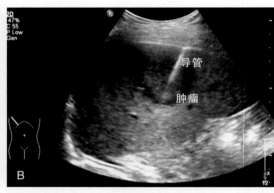

图 5-10　肝右叶低回声团穿刺活检(肝转移癌)。

(五)并发症及处理

1.出血、血肿

对于少量出血,可不予处理或静脉补液治疗;大量出血可能损伤肝动脉,必要时可行肝动脉栓塞介入治疗;如果针道渗血,可用凝血酶冻干粉溶液(或医学生物胶)在超声引导下缓慢推注于渗血针道周边,有助于止血,超声造影有助于诊断和定位出血点;对少量血肿可不予处理;对于较大血肿可置引流管引流,静脉止血、输血对症治疗。

2.疼痛

对症处理即可。

3.胆漏

少见,超声引导下穿刺置管引流。

4.胆道出血

少见,为穿刺时误穿胆管所致,表现为:胃肠道出血、腹痛、黄疸,予肝动脉栓塞介入止血治疗。

五、肾组织、肾肿瘤穿刺活检

(一)肾组织穿刺活检(图 5-11)

1.适应证

弥漫型肾实质损害,包括原发性或继发性肾小球疾病、肾小管间质性疾病,均为肾活检的适应证,根据病情需要,可重复肾活检。

(1)肾病综合征、肾炎综合征、急进性肾炎综合征。

(2)持续性无症状尿检异常(尿蛋白或肾小球源性镜下血尿)。

(3)原因不明的急性肾功能减退。

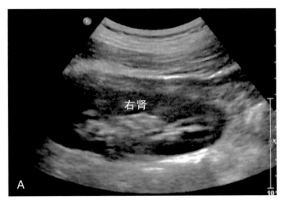
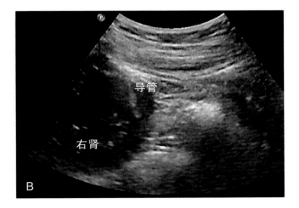
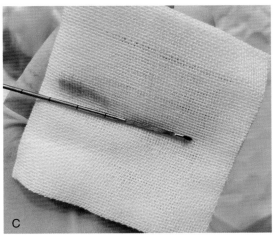

图 5-11 右肾超声引导下穿刺活检。

（4）原因不明的慢性肾功能减退,且肾脏体积未缩小。

（5）鉴别诊断累及肾脏的系统性疾病。

（6）移植肾活检:各类非外科因素导致的移植肾肾功能减退、肾功能延迟恢复、肾小管坏死、药物性肾中毒、慢性排斥反应,以及怀疑复发或新发的肾小球疾病。

2. 禁忌证

（1）一般情况差,无法配合穿刺。

（2）固缩肾或肾发育不良、肾内结构不清、肾皮质菲薄。

（3）孤独肾、海绵肾、多囊肾。

3.注意事项

（1）患者卧床被推入介入性超声室,穿刺结束后患者平躺制动,应用收腹带,卧床 12 小时。

（2）穿刺时患者取俯卧位,嘱患者保持平静呼吸。腹部肋缘下(相当于肾下极位置)垫硬枕,以减少肾脏移动、后退,并可使肾下极上抬便于穿刺。

（3）首选穿刺右肾下极取材,穿刺点选择右肾下极实质较厚处,穿刺路径避开肾窦。若右肾不宜穿刺,也可选择左肾下极。

（4）超声引导下注射利多卡因至肾被膜,活检针穿刺至肾包膜前时,嘱患者暂停呼吸,穿刺活检针进针取材后,让患者恢复呼吸。

（5）穿刺时需注意,穿刺针不要刺入肾集合系统。

4.并发症

（1）血尿是最常见的术后并发症,镜下血尿常见,肉眼血尿少见,一般 2~3 天后可好转,少部分在 3~12 天还会出现迟发性肉眼血尿。

（2）肾周血肿少见,一般无须处理。若血肿较大或感染,可穿刺置管引流。

（二）肾肿瘤穿刺活检(图 5-12 和图 5-13)

1.适应证

肾脏占位需明确诊断者,且有安全穿刺路径。

2.禁忌证

（1）一般状况差,无法配合穿刺者。

（2）严重感染者。

3.注意事项

（1）术前超声评估,常规彩色多普勒显示血管,穿刺路径注意避开血管和其他重要组织器

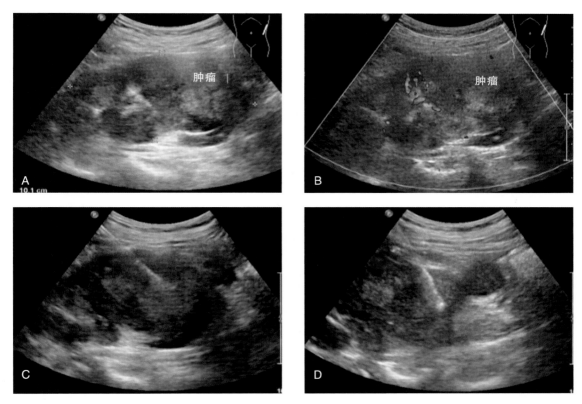

图 5-12　左肾下极肿物穿刺活检(透明细胞癌)。(A)左肾下极可见非均质低回声团;(B)彩色多普勒显示肿物周边可见丰富血流信号;(C)超声下可清楚显示活检针;(D)活检针多角度多点取材。

官,尽量不经过或少经过正常肾脏组织。

(2)嘱患者取平卧位、侧卧位及俯卧位进行超声检查,确定最佳穿刺点,可选择腰背部或侧腰部进针。

(3)穿刺肾上极肿物时,注意避免损伤胸膜。

(4)穿刺时特别注意穿刺针不要刺入肾集合系统。

六、肾上腺肿物活检(图 5-14)

(一)适应证

肾上腺占位需要明确诊断者,超声能清晰显示,并且有安全穿刺路径。

(二)禁忌证

(1)功能性肾上腺肿瘤。

(2)严重感染者。

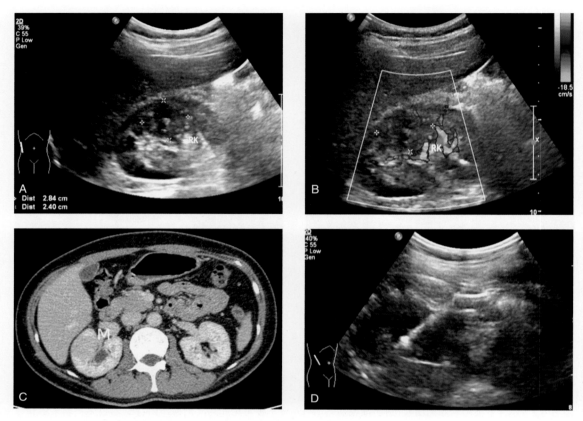

图5-13　右肾上极低回声团穿刺活检(炎性病变)。(A)右肾上极可见大小约2.84cm×2.40cm的低回声团,边界欠清;(B)其内未见明显血流信号,周边可见血流绕行;(C)CT显示右肾结节;(D)超声引导下穿刺活检。

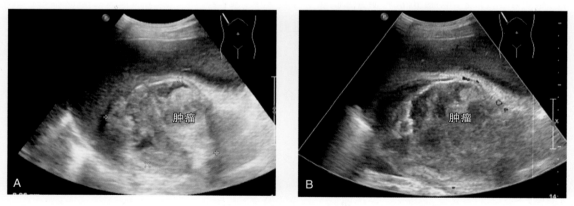

图5-14　右侧肾上腺肿物穿刺活检。(A)右肾上腺区可见非均质回声团,形态不规则;(B)彩色多普勒周边可见少量血流环绕。(待续)

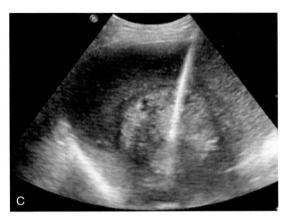
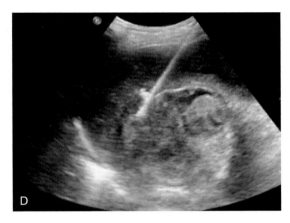

图 5-14(续)　(C,D)经皮经肝穿刺,多角度多点穿刺取材。

(三)注意事项

(1)术前完善必要检查,如增强 CT/MR、超声造影等,以了解病变血供情况,确定最佳穿刺点。

(2)高血压患者术前应积极控制血压,穿刺时及穿刺后连接心电血压监护仪,注意监测血压变化,备好发生高血压危象时的抢救药品。

(3)术前行超声评估,患者取平卧位、侧卧位,确定最佳穿刺点。穿刺时平静呼吸,穿刺路径若不能避开肝脏,必要时也可经过肝脏穿刺。

七、胰腺占位穿刺活检(图 5-15 和图 5-16)

(一)适应证

(1)需明确诊断的胰腺占位性病变。

(2)胰腺囊实性肿瘤直径>3cm、囊壁有较大结节、胰管扩张,需要定性诊断行手术治疗者。

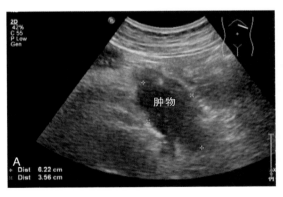
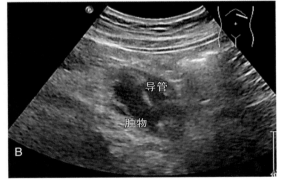

图 5-15　胰尾部低回声团穿刺活检(自身免疫性胰腺炎)。

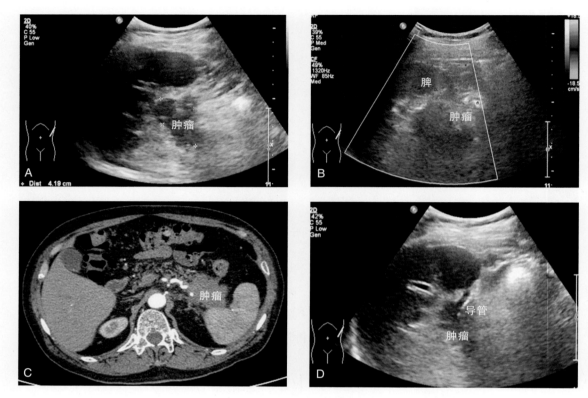

图 5-16　胰尾部低回声团,经左季肋区脾下极,超声引导下穿刺活检(胰腺癌)。

(二)禁忌证

(1)急性胰腺炎、慢性胰腺炎发作期、其他急腹症者。

(2)合并其他严重疾病、大量腹水。

(3)穿刺路径难以避开血管、胆管、扩张的胰管等。

(4)患者无法配合,如频繁咳嗽、躁动等。

(三)注意事项

(1)穿刺术前禁食、禁水 12 小时,术前可注射镇痛剂和镇静剂。患者躺病床进入介入性超声室,术后卧床制动,应用收腹带,禁食 12 小时。

(2)胰腺属于腹膜后脏器,并且质地较脆,周围血管丰富,选择最短、安全的穿刺路径的进针点。穿刺路径要特别注意避开血管,尽量不经过正常胰腺,避开胰管,以免胰漏,胰头部肿物穿刺时尤其注意,胰尾部肿物穿刺较安全,胰尾部肿物穿刺点可选择左上腹或左季肋区。

(3)建议使用细针穿刺,使用 18G 或 20G 穿刺活检针,取材满意后,尽量减少穿刺次数。

(4)穿刺时用探头适当加压可部分推开胃肠道。

(5)取材最可疑病灶处,避开液化坏死区。

(四)并发症及处理方法

常见并发症有出血、急性胰腺炎、胰漏、感染等。应对症治疗。

八、脾活检(图5-17)

(一)简介

(1)脾脏占位性病变并不多见,多为良性。

(2)良性的脾脏局灶性病变有:脾囊肿、脾结核、脾脓肿、脾梗死、脾血管瘤、脾错构瘤、脾淋巴管瘤、脾炎性假瘤、脾上皮样血管内皮瘤。

(3)恶性的脾脏局灶性病变有:脾淋巴瘤、脾转移瘤、脾肉瘤。

(二)适应证

(1)脾脏占位需明确诊断者。

(2)淋巴瘤或血液病患者需了解脾浸润情况。

(3)怀疑有疟疾或黑热病,而血液、骨髓病原学检查未能证实。

(4)脾脏含液性病变,如脾脓肿需定性诊断,可穿刺抽液进行检查。

(三)禁忌证

(1)脾周有大量积液。

(2)合并其他严重疾病、全身衰竭者。

(3)因淤血或肿瘤引起脾脏明显肿大者。

(4)传染病急性期。

(5)患者不能配合,如剧烈咳嗽、躁动等。

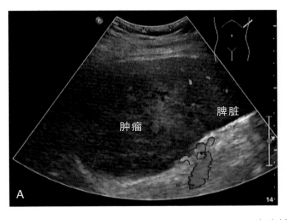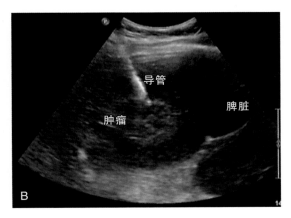

图5-17 脾脏低回声团穿刺活检。

(四)注意事项

(1)选择最短穿刺路径,穿刺路径注意避开血管,尽量不经过或少经过正常脾脏组织。

(2)建议选择18G或20G活检针,一般经左季肋区肋间隙进针。探头与肋骨走向平行,沿肋骨上缘进针。

(3)对脾上极病变活检时,进针点应在肋膈角以下2~3cm,避免损伤肋膈角及肺组织。

(4)穿刺时嘱患者平静呼吸。必要时嘱患者屏气,以避免咳嗽及急剧的呼吸运动。

九、前列腺组织穿刺活检

(一)前列腺组织穿刺活检是前列腺癌诊断的金标准

(1)前列腺组织穿刺活检分为经直肠和经会阴穿刺活检,目前以经直肠前列腺穿刺活检为主(图5-18)。

(2)经会阴穿刺活检疼痛较为剧烈,建议静脉麻醉,并且经会阴超声引导法由于成像不清晰,除因肛门狭窄、肛门闭锁、严重痔疮等原因无法行经直肠超声检查者外,不建议使用此法行穿刺活检,下文主要介绍经直肠前列腺穿刺活检。

(3)经直肠与经会阴前列腺穿刺活检比较见表5-3,以及图5-19和图5-20。

(二)适应证

(1)血清前列腺特异性抗原(PSA)明显升高者。

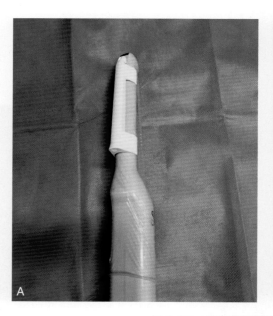
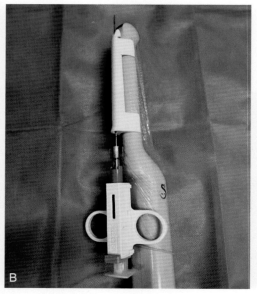

图5-18　经直肠穿刺活检,腔内探头穿刺架。

表 5-3　经直肠与经会阴前列腺穿刺活检

	经直肠前列腺活检	经会阴前列腺活检
阳性率	各报道结果不一	理论上高一些,因为是纵向穿过整个外周区
麻醉	一般不需麻醉,或表面浸润麻醉	需要静脉基础麻醉
学习曲线	相对较短	比较复杂,相对较长
感染概率	高	低

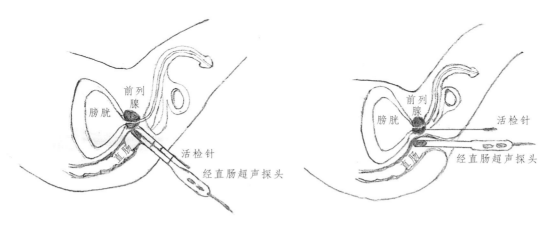

图 5-19　经直肠前列腺穿刺活检。　　　　　图 5-20　经会阴前列腺穿刺活检。

(2)直肠指诊触及前列腺结节,怀疑前列腺癌者。

(3)影像学检查发现前列腺结节,且不能排除前列腺癌者。

(4)需要确定前列腺癌具体病理类型和分级者。

(5)前列腺穿刺活检病理结果为高级别上皮内瘤或非典型腺瘤样增生者,以及有重复穿刺指征者。

(三)禁忌证

(1)会阴部严重皮肤病或局部急性感染。

(2)肛门狭窄、肛门闭锁或严重痔疮不能行经直肠超声检查者。

(四)注意事项

(1)患者术前 3 天预防性口服抗生素,术后连续 3 天给予抗生素。穿刺活检前使用肥皂水灌肠清肠,穿刺前可肌内注射止痛针,口服阿司匹林等抗凝药物者,停药>4 天。穿刺活检后,嘱患者 8 小时内多饮水。

(2)患者取侧卧位或膝胸位,先进行直肠指诊,嘱患者放松肛门括约肌,消毒肛门周围皮肤,使用避孕套包裹腔内探头后,将探头配置穿刺架,使用 20cm 长 18G 活检针。穿刺活检前使用利多卡因胶浆经肛门注射入直肠表面浸润麻醉。穿刺结束后将一块经碘附浸湿的纱布置入肛门 3~6 小时,可压迫止血。

(3)多点穿刺所得标本必须编号,分开盛放。

(4)前列腺正中穿刺易损伤尿道,应注意避让。

(五)穿刺点取材方案(图 5-21 和图 5-22)

(1)6 点穿刺,即在前列腺两侧旁正中线矢状面尖部、中部、底部各穿刺一针,此方法是前列腺穿刺基础点位。

(2)8 点及 12 点穿刺,即在 6 点穿刺基础上增加两侧周缘外侧区域穿刺。

(3)对于高龄、体弱的患者可适当减少穿刺点数,可选择 6 点+结节穿刺。

(六)术后并发症

便血多见,一般对症处理即可,少见并发症有血尿、血精、发热、感染等。

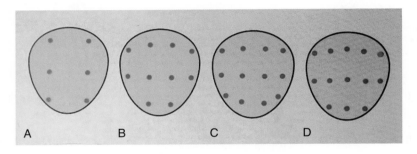

图 5-21 前列腺 6 点、10 点、12 点、13 点穿刺。

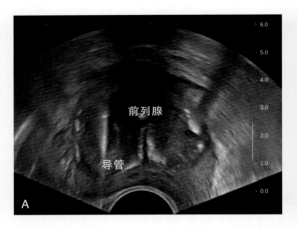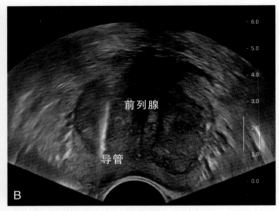

图 5-22 超声引导下经直肠多点穿刺活检。

十、盆腔肿物穿刺活检(图 5-23 至图 5-25)

(一)适应证

盆腔肿物需明确诊断者,且有安全穿刺路径。

(二)禁忌证

(1)穿刺路径无法避开大血管、肠管、膀胱等重要器官组织。
(2)超声显示不清晰。
(3)已有明确手术指征的附件肿物。

(三)注意事项

(1)术前超声反复扫查,评估安全穿刺路径,避开血管及重要脏器。首选经皮穿刺活检,最后选择经阴道后穹隆穿刺活检。

(2)对于囊实性肿物,避开囊性部分,取材实性部分,避开坏死部分。

(3)必要时使用尿管,调节尿量有助于超声显示及穿刺。

(4)大量腹水为相对禁忌证,一般建议排净腹水后或腹水吸收干净后,再行穿刺活检。若病情紧急或肿物内血流不丰富,也可行穿刺活检,但也需放置腹水引流管监测腹水颜色变化,警惕穿刺后出血。

(5)经阴道后穹隆穿刺方法:患者取截石位,臀部下可垫枕垫,打开窥阴器扩开阴道,使用碘附消毒后,超声探头于下腹部经皮引导。穿刺针经阴道后穹隆穿刺,超声清楚显示穿刺针尖后再进针,注意避开血管及膀胱。穿刺结束后,在阴道内填塞碘附纱布以止血,3~6 小时后取出。注意,对未婚女性及严重阴道炎患者不建议行经阴道后穹隆穿刺。

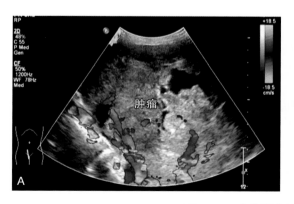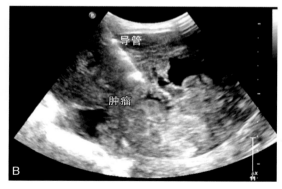

图 5-23 盆腔囊实性肿物活检(卵巢癌)。

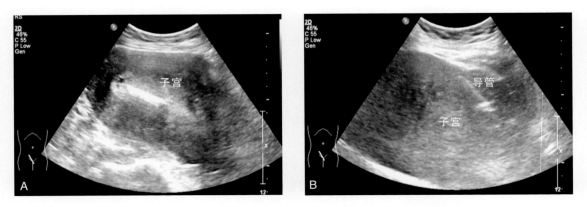

图 5-24　子宫壁弥漫型增厚,穿刺活检(子宫腺肌病),宫腔内强回声为节育环。

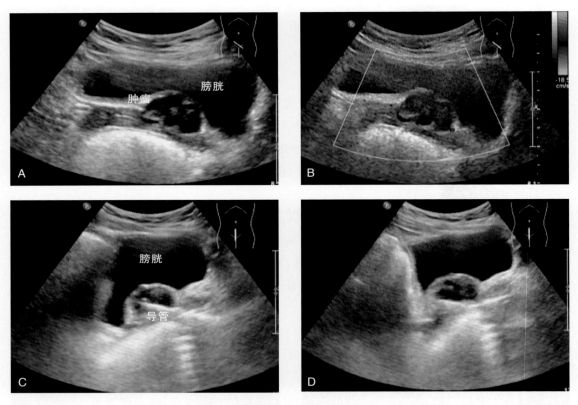

图 5-25　子宫全切术后,阴道前壁肿物,经阴道穿刺活检(转移癌)。(A)超声可见阴道前壁不规则低回声团；(B)彩色多普勒未见明显血流信号；(C,D)经阴道穿刺活检。

十一、淋巴结穿刺活检(图5-26 至图 5-28)

(一)淋巴结良恶性超声鉴别诊断(表5-4)

(二)适应证

需明确诊断的异常肿大淋巴结,且有安全穿刺路径。

(三)禁忌证

(1)严重出血倾向及凝血功能障碍者。表浅淋巴结即使穿刺出血也可通过局部加压法止血,因此具体病例需根据实际情况而定。

(2)超声显示不清晰。

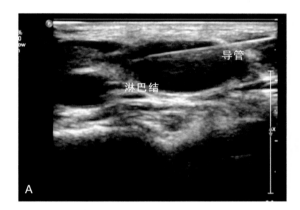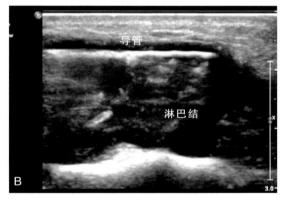

图 5-26　颈部淋巴结穿刺活检。

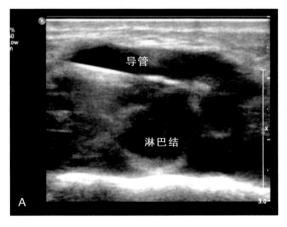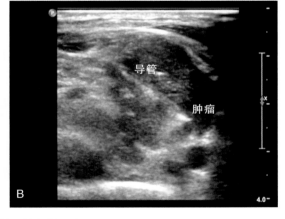

图 5-27　锁骨上淋巴结穿刺活检。

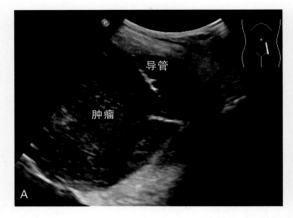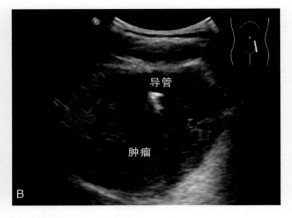

图 5-28　左下腹低回声团穿刺活检(淋巴瘤)。

表 5-4　淋巴结良恶性超声鉴别诊断

超声征象	良性	恶性
形态	椭圆形	圆形或类圆形
纵横比(短轴和长轴比值)	<0.5	>0.5
边界	清晰、规则	不清晰、不规则
淋巴门	结构正常	结构消失
皮质回声	均匀	不均匀(若回声低但均匀有淋巴瘤可能)
CDFI	淋巴门部有血流,无周边血流	周边血流信号或混合性(门部及周边见血流信号)
淋巴结融合	无	有

(四)注意事项

(1)术前超声观察异常淋巴结,评估安全穿刺路径,以及预留活检针取材安全射程范围,尤其是穿刺颈部血管旁较小的异常淋巴结。

(2)超声引导下注射利多卡因至淋巴结周围,可有效减轻患者疼痛。一般多点取材 3 次,若需要基因检测,则多次取材。

(3)建议取材肿大淋巴结的皮质部分。若是明显肿大淋巴结,中心一般是坏死组织,建议边缘取材,也可术前行超声造影避开坏死区。

(4)部分淋巴结活动度较大,可探头配合手指固定淋巴结后穿刺活检。

(5)对于较小淋巴结,可一次穿刺数个相邻的淋巴结增加取材量。

十二、其他组织穿刺活检(图 5-29 至图 5-32)

(一)适用范围

凡是需要明确病理诊断的肿物,超声可清晰显示,并且有安全穿刺路径,原则上均可行超声引导下穿刺活检。

(二)注意事项

(1)穿刺活检一般在病变中心和周边共取材 3 次。若取材不满意,可增加次数,注意避开坏死区,术前可行超声造影明确坏死区域。

(2)注意评估安全穿刺路径,注意预留活检针取材安全射程范围。活检枪一般有 1cm 及 2cm 两挡取材射程范围,应根据实际情况选择挡位。

(3)穿刺活检应全程在超声监视下进行,穿刺针应全程可见。

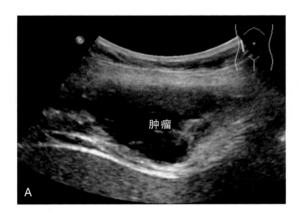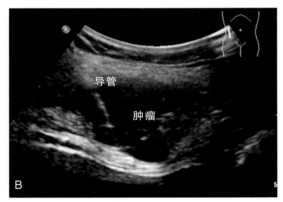

图 5-29 右上腹腹壁低回声团穿刺活检(纤维瘤)。

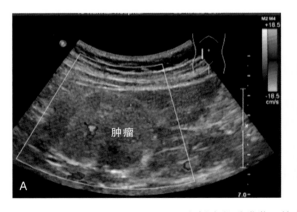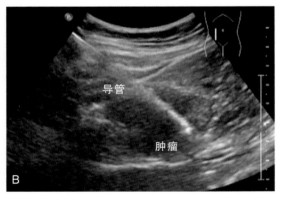

图 5-30 左侧腹肠系膜淋巴结穿刺活检(结肠癌淋巴结转移)。

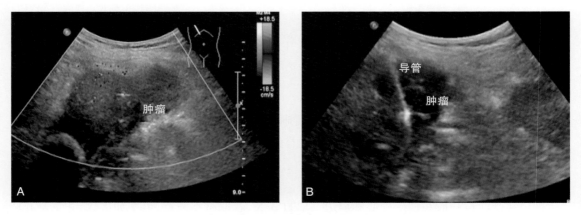

图 5-31 胆囊底部低回声团穿刺活检(胆囊癌)。

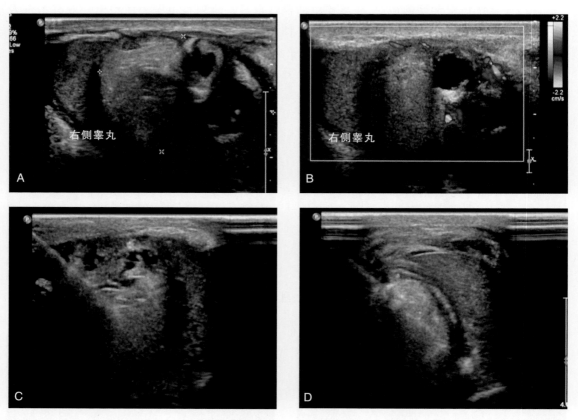

图 5-32 右侧睾丸非均质回声团穿刺活检(畸胎瘤)。(A)右侧睾丸可见 3.93cm×2.53cm 非均质回声团,形态尚规则,内部回声不均匀;(B)其内部及周边可见血流信号;(C,D)多点穿刺活检。

(4)严禁经空腔脏器穿刺活检,特殊情况下可经胃穿刺(但不建议,因胃壁较厚),细针(18G、20G)穿刺较容易操作。手术前后共禁食 12 小时。

第 6 章

经皮经肝胆囊穿刺置管引流与经皮经肝胆管穿刺置管引流

一、经皮经肝胆囊穿刺置管引流(PTGD)

(一)简介

(1)急性化脓性胆囊炎是临床常见的急腹症之一,其中80%是由于胆囊结石导致胆囊管梗阻,而胆囊结石的发病率随着年龄的增长而增加,无结石性急性胆囊炎的发病率也逐年增加。

(2)急性化脓性胆囊炎病情发展迅速,如不及时诊治,易出现胆囊坏疽、穿孔,甚至死亡,传统的外科治疗有3种方法:急症胆囊造瘘术、急症胆囊切除术和腹腔镜胆囊切除术。

(3)临床上50%~70%的急性化脓性胆囊炎患者是高龄患者,往往合并心脑血管疾病、呼吸系统疾病、糖尿病、肾功能不全等,全身一般情况差,并且急性化脓性胆囊炎引起的全身感染又使这些合并症加重,此时单纯的保守治疗很难控制感染,而患者对麻醉及手术的耐受性又较差,若盲目急诊手术,后续的并发症发生率及死亡率均较高,高龄高危急性胆囊炎患者急诊手术的死亡率为14%~19%,即使行胆囊造瘘术,死亡率也可达6%~20%。

(4)外科治疗的关键是争取时间进行胆道减压,减缓病情进展。经皮经肝胆囊穿刺置管引流术(PTGD)可通过胆囊引流减压来减轻中毒症状、改善肝脏功能和全身情况,争取时间处理严重的内科疾患,使患者安全度过危险期,待病情稳定后再择期行胆囊切除术。而无石性急性胆囊炎者则可达到临床治愈的效果。

(二)适应证

(1)急性胆囊炎,胆囊颈部结石,患者症状危重,年老体弱或同时合并严重的心、肺、肝、肾等脏器疾病,而不能耐受手术者(图6-1和图6-2)。

(2)胆总管下端梗阻伴胆囊肿大、手术难以切除病灶或解除梗阻、经胆道引流失败者。

（3）妊娠期急性胆囊炎。

（4）急性化脓性胆管炎，胆石症并发急性胆管炎的某些病例，肝内胆管扩张不明显而胆囊显著肿大，PTGD 比经皮经肝胆管穿刺置管引流（PTCD）要简单易行且效果相当。

（5）部分急性胆囊炎患者胆囊体积在正常范围内，但患者有发热、持续右上腹疼痛等症状，临床认为有胆囊穿刺引流指征，也可行 PTGD（图 6-3）。

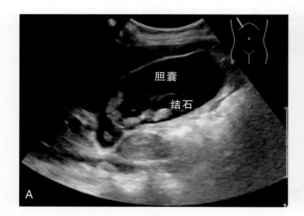

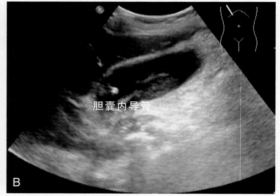

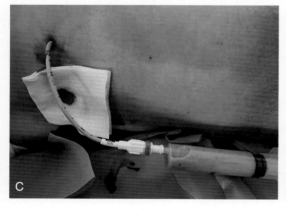

图 6-1　PTGD（急性胆囊炎伴多发结石）。(A)胆囊内多发结石，胆囊内胆汁淤积；(B)经皮经穿刺置入引流管；(C)抽出混浊脓性胆汁。

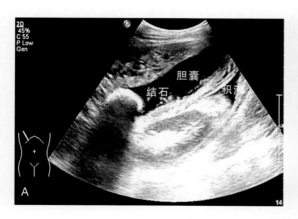

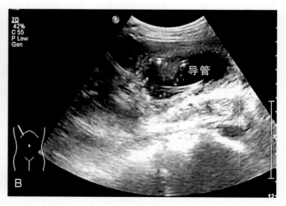

图 6-2　PTGD（急性胆囊炎伴颈部结石）。

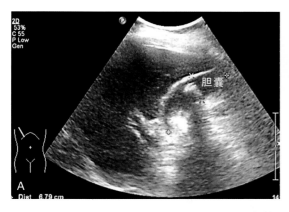 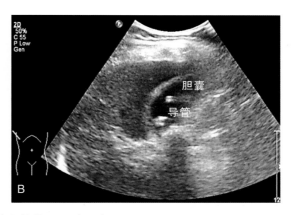

图 6-3　PTGD(急性胆囊炎伴结石,胆囊不大)。

(三)禁忌证

(1)严重出血倾向,出血、凝血机制障碍者。

(2)全身衰竭、不能耐受者。

(3)陶瓷胆囊或胆囊壁增厚,胆囊壁无法穿刺者。

(4)胆囊充满结石或无结石而胆囊腔过小者。

(5)由于胃肠道气体、肋骨干扰或患者过于肥胖等导致胆囊显示不清者。

(6)相对禁忌证。

1)大量腹水者。

2)游离胆囊,不能经过一定厚度肝脏穿刺胆囊,但急症时或可择期手术者除外。

(四)知情同意书

(1)麻醉相关风险,心脑血管意外。

(2)疼痛、神经损伤可能。

(3)出血、肝脏出血、腹腔出血、血肿等。

(4)胆漏、胆汁瘤、肠漏,胃肠道损伤可能,以及其他副损伤等。

(5)胸腔、腹腔积液可能。

(6)感染、发热可能。

(7)穿刺不成功或不满意、需多次穿刺、穿刺失败可能。

(8)引流管打折、堵塞、脱落。

(9)该治疗(检查)部分耗材不在医保报销范围。

(五)操作技巧

(1)患者取平卧位,一般经右季肋区肋间穿刺,穿刺点位于肋骨上缘,部分患者胆囊位于肋缘下,也可在肋缘下穿刺,进针方向建议与胆囊长轴垂直或成>30°的锐角,由此方向较易刺入胆囊,尽量一次穿刺置管成功(图6-4)。

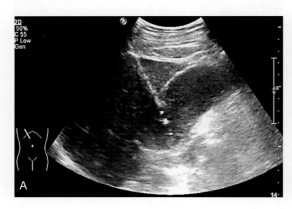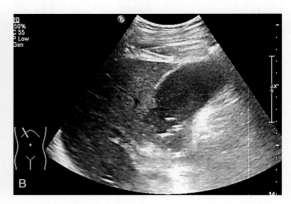

图6-4　一步法PTGD。(A)经皮经肝穿刺胆囊;(B)胆囊腔内置入引流管。

(2)穿刺时患者不必憋气或停止呼吸,嘱患者平静呼吸,避免深呼吸时肝脏与腹壁间产生较大错位时穿刺,局部麻醉应达到肝被膜,局部麻醉的方向应与穿刺进针方向一致,麻醉一定要充分,否则穿刺时患者会因疼痛而无法配合,严重影响穿刺的准确性,甚至导致并发症。

(3)力求一次穿刺置管成功,尽可能减少穿刺针对肝脏及胆囊的损伤,要求胆囊和针显示清晰,穿刺途径要恰当,以及患者的呼吸配合满意,当超声不能清晰显示针尖时,不要贸然进针,应调整探头直至针尖显示清晰,当条件不满意时不要勉强穿刺,应耐心调整,直到满意为止。

(4)穿刺路径避开胸膜腔(图6-5),针道要避开肝内重要的血管及胆管,建议由经皮经肝经胆囊床途径穿刺进入胆囊,不建议经腹腔直接穿刺胆囊底部,并且须经过一定厚度(≥3cm)的肝脏穿刺胆囊,选择穿刺胆囊体部或靠近颈部位置,因该处胆囊位置比较固定。

(5)一步法穿刺时,一次性穿刺引流管需完全刺破胆囊壁,进入胆囊腔内1~2cm后,再置入猪尾式引流管,若没有完全刺破胆囊壁,则有可能导致引流管不能完全置入胆囊腔内。

(6)一般置入8F引流管,特殊情况下(如胆汁黏稠、泥沙样结石或需经皮经肝胆囊取石)可放置更粗的引流管,胆囊腔内引流管不要置入太长或太短,以2~4 cm为宜,过长易形成导管扭曲、折叠,导致引流不畅或患者疼痛,过短易造成导管脱落。

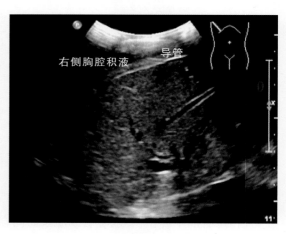

图6-5　PTGD管经过部分胸腔。

(六)注意事项

(1)正常胆囊长<8cm,宽<4cm,壁厚<3mm。急性胆囊炎伴颈部结石时,胆囊体积增大,壁增厚,PTGD 尤其适用于此类不能手术患者(图 6-6),PTGD 也适用于择期的急性胆囊炎手术,显著降低手术风险,对于无石性胆囊炎患者,PTGD 可达到治愈。

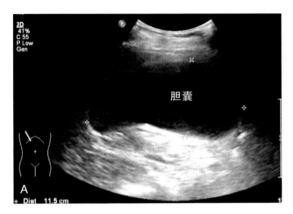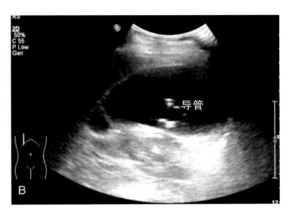

图 6-6　PTGD(胆囊体积增大)。

(2)大量腹水为相对禁忌证。使用一步法直接经皮经肝穿刺进入胆囊放置引流管,一次穿刺成功可明显降低出血风险(图 6-7)。

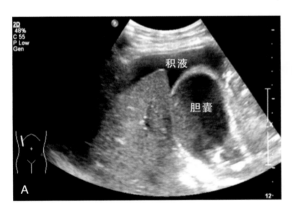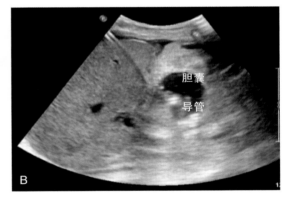

图 6-7　PTGD(急性胆囊炎伴腹水)。

(3)原则上需要>2 周才可以移除引流管。患者胆囊炎症消退,引流棕黄色、清亮的正常胆汁,闭管经 3 天以上无明显不适,才可以拔除引流管。如果胆囊颈部持续梗阻,胆囊管不通畅则继续带管,等待择期行胆囊切除术。

(七)常见问题

1.PTGD穿刺从第几肋间进针

因不同患者的胆囊位置差异较大,从第5肋间至肋弓下都有可能是穿刺点,具体穿刺点依术前超声评估胆囊位置及安全穿刺路径而定。

2.一步法与两步法如何选择

一步法比两步法操作简便,而两步法因采用18G介入穿刺针,对肝脏损伤小,可多次穿刺,因此更加安全,成功率高。对于较大胆囊或容易穿刺的胆囊,建议选择一步法穿刺,对于没有把握一次性穿刺成功,术前估计置管难度较大的胆囊,建议采用两步法。另外,对于急性化脓性胆囊炎,建议使用一步法,因两步法操作时间较长,对胆囊激惹时间较长,胆囊张力高时部分胆汁可沿针道或导丝外漏,部分患者可能出现一过性寒战或腹痛及肌紧张,一步法操作简便迅速,可减少胆囊内感染、胆汁漏出及入血机会。

3.PTGD带管多长时间可移除管

建议带管>15天,过早移除管有胆漏风险,并且胆囊炎症未完全消退,过早移除管有需要再次穿刺的可能。

4.PTGD什么情况下可移除管

PTGD需要带管>15天。当PTGD管引流出棕黄色正常胆汁,夹闭引流管>3天,患者无明显症状,即可拔管。

5.PTGD长期带管患者,多长时间后更换管

一般建议6个月后更换新管,若护理良好,也可适当延长换管时间,若引流管损坏严重或长时间引流不畅,建议及时更换新管。

6.PTGD后多长时间可行胆囊切除术

目前没有统一共识,临床医生意见分歧较大,需要根据患者病情具体分析对待,一般建议行PTGD1周或1月后,再行胆囊切除术。

(八)典型病例(图 6-8 至图 6-13)

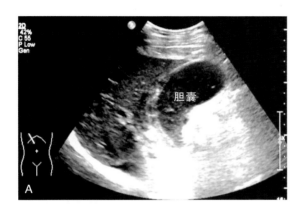

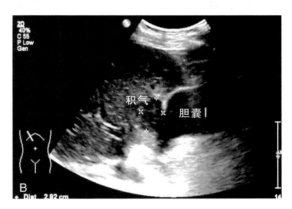

图 6-8　急性胆囊炎伴胆囊穿孔,胆囊床可见包裹性积液与胆囊相通。

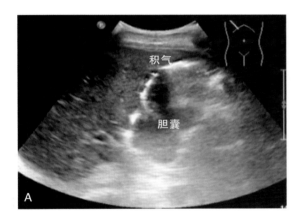

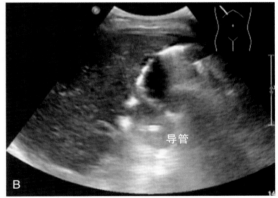

图 6-9　PTGD(急性胆囊炎伴胆囊内积气)。

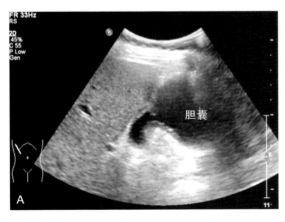

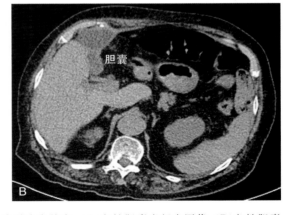

图 6-10　急性胆囊炎,胆囊穿孔伴右上腹腹壁脓肿,外院误诊为肿瘤。(A)急性胆囊炎超声图像;(B)急性胆囊炎 CT 图像。(待续)

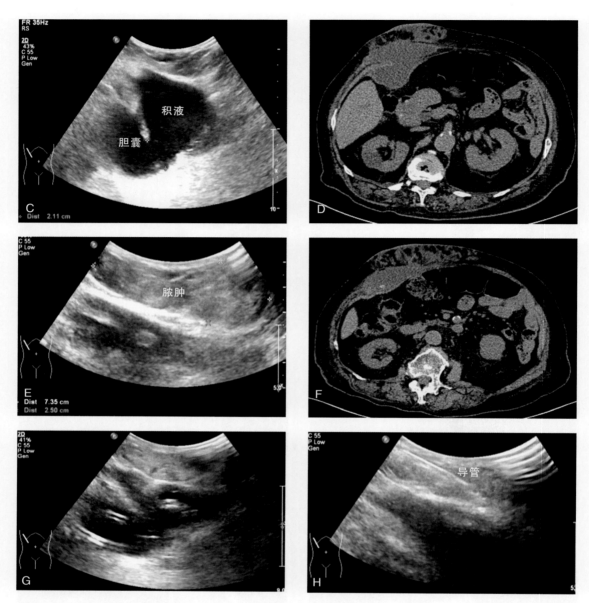

图 6-10(续) (C)超声显示胆囊底部穿孔、胆囊底部旁包裹性积液与胆囊相通;(D)胆囊底部穿孔 CT 图像;(E)右上腹腹壁脓肿超声图像;(F)右上腹腹壁脓肿 CT 图像;(G)胆囊及胆囊底部旁积液穿刺置管引流;(H)右上腹腹壁脓肿置入引流管。

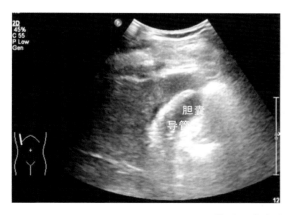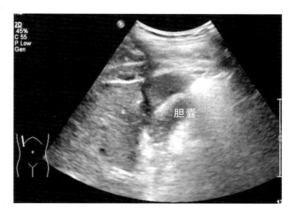

图 6-11 PTGD 管从胆囊完全脱出,经皮经肝至胆囊可见窦道。

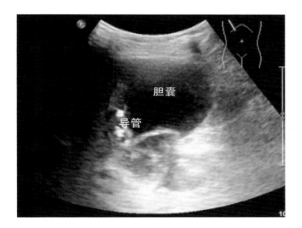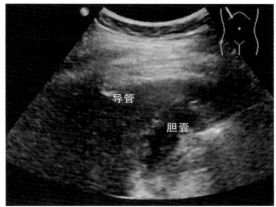

图 6-12 PTGD 管脱出至胆囊床。　　　　　图 6-13 PTGD 管脱出至肝被膜。

二、经皮经肝胆管穿刺置管引流(PTCD)

(一)简介

(1)胆道梗阻的原因:①良性病因。胆管结石、胆囊颈部结石、胆管狭窄等。②恶性病因。胆道肿瘤、壶腹周围肿瘤、胆道周围肿瘤压迫等。

(2)目前胆道梗阻的胆汁外引流方法有 PTCD 与内镜下鼻胆管引流术(ENBD)两种,ENBD 也是临床常用的胆道引流方式。

(3)PTCD 和 ENBD 术后可以评估胆汁性状并记录每日引流量,感染患者可以采集胆汁进行细菌培养,还可通过引流管进行胆道造影,以观察胆管情况。

(4)ENBD 可能不需要行额外的内镜下十二指肠乳头括约肌切开(EST),对于有凝血障碍或正在接受抗血栓药物治疗的急性胆管炎患者也能够降低出血风险,但是,由于 ENBD 导管经鼻腔放置,会给患者带来不适,并且 ENBD 导管长而细,容易堵塞。

(5)PTCD 也可作为 ENBD 困难或失败时的处理方法。PTCD 具有仅需局部麻醉、创伤小、可在床旁进行、机动灵活、价格低廉等优点,特别适用于老年高危急性胆管炎患者,及因 Roux-en-Y 吻合术、胰十二指肠切除术或其他手术导致解剖结构改变的患者。

(6)PTCD 与 ENBD 比较,各有优缺点,临床应根据具体情况及后续治疗方案选择适宜的引流方式(表6-1)。

表 6-1　PTCD 与 ENBD 的比较

	PTCD	ENBD
麻醉	局部麻醉	静脉基础麻醉
技术操作	简单、时间短	复杂、时间长
仪器	彩超	十二指肠镜
床旁	可以	不可以
胃肠道影响	无	食管、贲门、幽门梗阻,内镜无法进入十二指肠,胃十二指肠改道手术、胰十二指肠切除术等
引流方式	经皮经肝引流、引流管短、可置入粗管	经鼻经胃引流、引流管长、不能置入粗管
肝内胆管不扩张	不可操作	可以操作
胆总管结石	可经 PTCD 窦道胆道镜取出(PTCS)	可经十二指肠镜取出
胆总管狭窄	可经皮经肝球囊扩张	EST、球囊扩张等
费用	较低	较高
并发症	出血、疼痛	出血、胰腺炎
后续相关治疗	手术、PTCS、经皮置入胆道支架(金属支架)	手术、EST、十二指肠镜取石、经十二指肠镜置入胆道支架(塑料或金属支架)

(7)无法开展十二指肠镜技术的基层医院,PTCD 是解除胆道梗阻的最佳选择。某些患者还可待病情稳定后再行二期手术,消除梗阻病因;对于无法手术的晚期恶性梗阻性黄疸患者,PTCD 可长期带管,可以减轻黄疸、改善患者肝功能、提高生活质量、延长生存时间。

(二)适应证

(1)各种良性或恶性病变引起的梗阻性黄疸。

(2)胆道梗阻合并化脓性胆管炎,尤其是高龄和休克等危重患者,须紧急胆道减压引流。

(3)诊断原因不明的梗阻性黄疸。

(4)ERCP 失败的患者,或者 ERCP 操作困难的患者,先行 PTCD 可有助于 ERCP 的操作,使成功率增加。

(三)禁忌证

(1)严重出血倾向,出血、凝血机制障碍者。

(2)全身衰竭者。

(3)不能配合穿刺者。

(四)操作技巧

(1)一般用两步法穿刺置管,除非肝内胆管扩张特别明显,否则不建议使用一步法(图 6-14)。

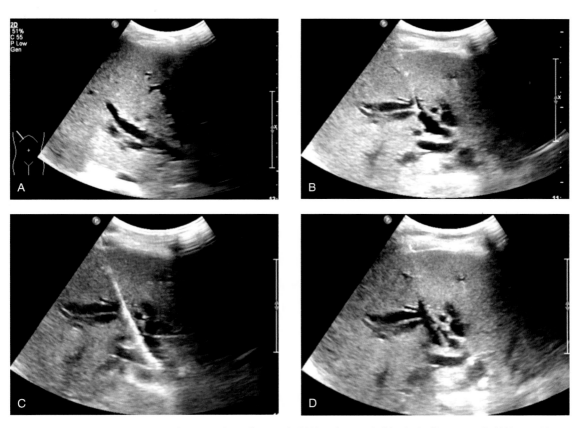

图 6-14 两步法 PTCD。(A)超声显示目标胆管;(B)穿刺针经皮经肝穿刺目标胆管;(C)经穿刺针置入导丝;(D)经导丝置入引流管。

(2)穿刺前超声反复观察肝内胆管,选择最佳穿刺目标胆管,一般选择右前上支或右前下支,穿刺路径注意避开肝内血管,穿刺目标胆管尽量选择肝内胆管,禁止直接穿刺胆总管,但在急症肝内胆管不扩张时,可选择肝总管靠近肝内胆管处穿刺置管(图 6-15)。

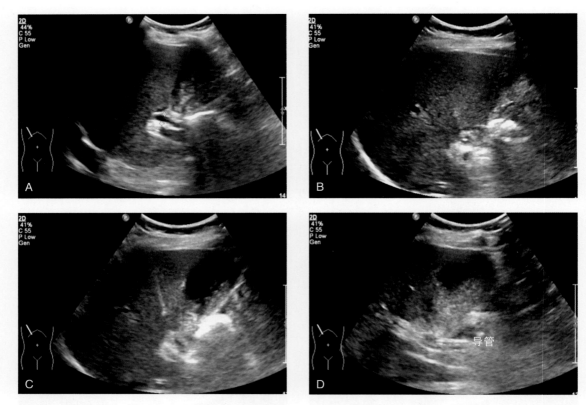

图 6-15 PTCD(肝内外胆管无明显扩张)。(A)超声显示肝内外胆管未见明显扩张;(B)穿刺针超声引导下经皮经肝穿刺肝总管;(C)经穿刺针置入导丝;(D)经导丝置入引流管。

(3)穿刺时患者不用屏气,应嘱患者平静呼吸,避免深呼吸使肝脏与腹壁间产生较大错位时穿刺,因较大错位时导丝易弯折,导致置管困难,即便置入引流管成功后患者也会感觉不适。

(4)穿刺部位应尽可能选择距离皮肤较近的二级以上分支胆管,越靠近中心位置,发生大血管损伤的可能性越大,穿刺位置较高的目标胆管或膈肌下移的患者时,注意不要经过胸腔或损伤肋膈角(图 6-16)。

(5)穿刺时穿刺针与靶胆管长轴的夹角成 60°左右为宜,针尖斜面向上刺入靶胆管,否则穿刺针易穿透胆管,也不利于导丝的置入,尽量将引流管头部置入胆总管内或者梗阻部位旁,引流会比较通畅,也可为下一步放置支架提供便利。

(6)若肝内胆管较细,穿刺针刺入目标胆管后随着患者呼吸动度容易脱出,可先将导丝插入穿刺针,导丝头不能穿出针尖,穿刺针刺入目标胆管后,迅速将穿刺针内导丝置入胆管。

(五)注意事项(图 6-17 至图 6-25)

(1)一般置入 8F 引流管,特殊情况(如胆汁黏稠、泥沙样结石或需要经皮经肝胆管取石)下可放置更粗的引流管。

(2)部分容积效应。穿刺较细肝内胆管时(≤4mm),要注意超声的部分容积效应。

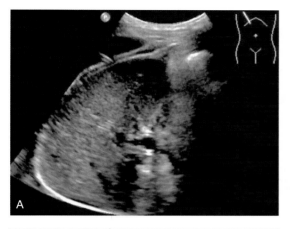
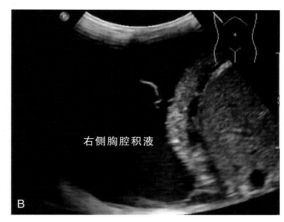
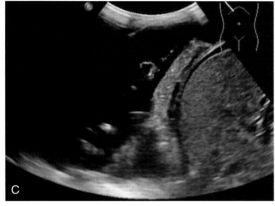

图 6-16　PTCD 经胸腔,引起胸腔积液。(A)PTCD 管经过胸腔;(B)引起右侧胸腔积液;(C)胸腔积液穿刺置管引流。

1)部分容积又称为切片厚度伪像,因声束宽度引起,超声声像图所显示的组织图像,是厚度与声束宽度相等的组织回声的重叠图像。

2)部分容积效应可能造成超声波声束内的针尖与其邻近组织在声像图上重叠显示,形成针尖在组织内的假象,避免方法是对小目标穿刺时,要反复侧动探头,凭侧动的幅度判断声束与病灶的关系。

3)穿刺较细肝内胆管时,针尖斜面向上,针尖要在超声显示目标胆管最宽径时刺入,穿刺成功后有落空感。穿刺针抽出针芯会有胆汁流出,但胆管内压力不高时也可能没有胆汁流出。可直接插入导丝,观察导丝在胆管内走行,确定导丝在胆管内,再经导丝置入引流管。

(3)术前与临床医生及时沟通,了解 PTCD 后下一步的治疗措施,若准备行经皮经肝胆道镜取石术(PTCS),注意穿刺点的选择,尽量选择最直接、最短的穿刺路径,将引流管置入胆管结石旁,有助于穿刺窦道形成后,胆道镜经窦道取石。

(4)因肝内外胆管结石或胆泥容易堵塞胆管,术后注意观察引流量,可使用生理盐水间断冲洗引流管。

(六)常见问题

1.一般选择穿刺哪支胆管

一般选择穿刺肝内胆管右前上支或右前下支，穿刺右前上支时要特别注意不要损伤胸膜及肋膈角。

2.PTCD后引流不畅如何处理

首先确认引流管是否在胆管内，再观察引流管有无弯折、堵塞，如果确定在胆管内，则使用生理盐水冲洗引流管，保持引流管通畅。若不确定，不建议马上拔出引流管，贸然拔管有出血风险，可复查B超或CT，确定引流管位置，必要时待胆管重新扩张后，择期再行PTCD。

3.PTCD后引流液为血性胆汁如何处理

首先确定引流管是否在胆管内、是否损伤肝内血管。夹闭引流管数小时，止血后第二天会流出正常胆汁，若损伤门静脉，形成门静脉胆管瘘，则引流管会间断流出正常胆汁和血性胆汁，一般不用特殊处理，不可贸然拔管，静脉予止血药物对症治疗。若损伤动脉，出血较多，建议肝动脉栓塞介入治疗。

4.PTCD长期带管患者，多长时间换管

同PTGD换管时间相同，一般建议6个月后换管，若护理良好，可延长换管时间。

5.大量腹水患者，可否行PTCD

腹水为PTCD相对禁忌证，如果肝内胆管扩张较明显，预计PTCD一次性穿刺成功率高，建议穿刺。同时建议腹水引流，术后观察腹水颜色变化，若有出血也可早期发现。

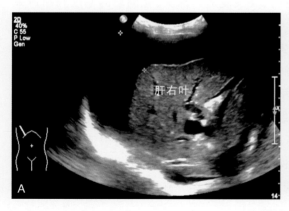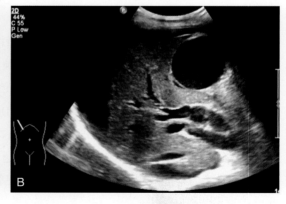

图6-17　PTCD(大量腹水)。(A)肝周腹水；(B)穿刺针经皮经肝穿刺右肝内胆管。(待续)

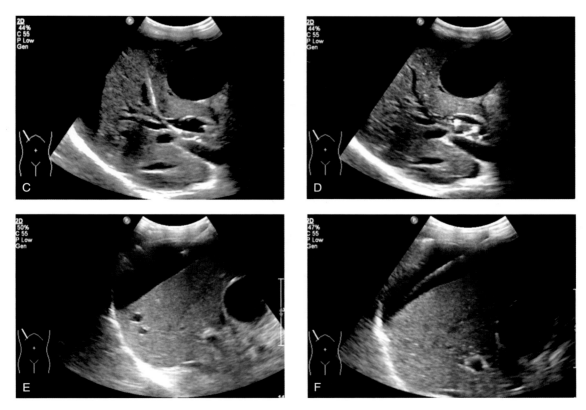

图 6-17(续)　(C)经穿刺针置入导丝；(D)经导丝置入引流管；(E)穿刺针穿刺肝周腹水；(F)经穿刺针置入导丝、导管引流。

6.肝硬化患者,如何行 PTCD

　　肝硬化患者因肝组织较硬,若穿刺针刺入肝脏后再调整穿刺针方向比较困难,这就要求穿刺针刺入肝脏时的角度要准确,以顺利穿刺进入目标胆管为佳,尽量避免在肝脏内再次调整穿刺角度。

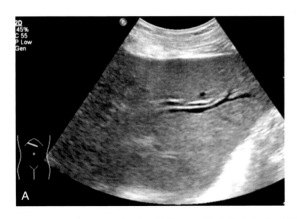
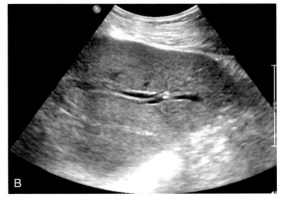

图 6-18　PTCD(左肝内胆管)。(A)左肝内胆管轻度扩张；(B)穿刺针经皮经肝穿刺左肝内胆管。(待续)

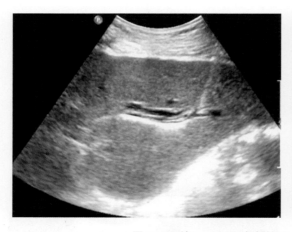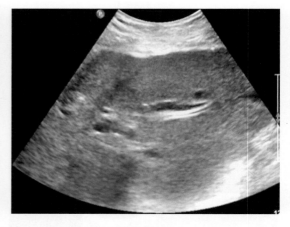

图 6-18(续)　(C)经穿刺针置入导丝;(D)经导丝置入引流管。

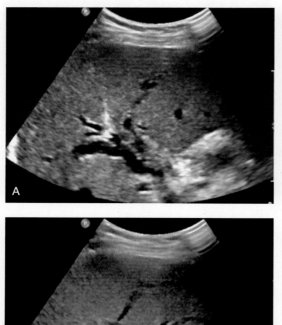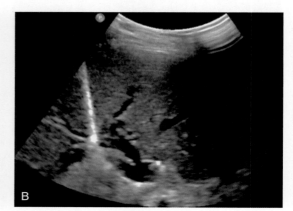

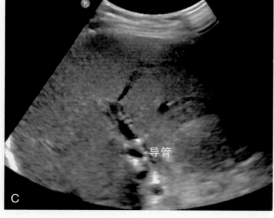

图 6-19　PTCD(右前支肝内胆管)。(A)穿刺针经皮
经肝穿刺右肝内胆管;(B)经穿刺针置入导丝;(C)经
导丝置入引流管。

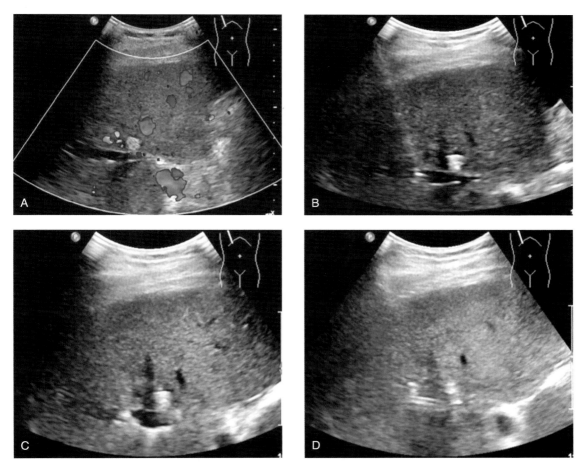

图 6-20　PTCD(右后支胆管)。(A)右后支肝内胆管扩张;(B)穿刺针经皮经肝穿刺右后支肝内胆管;(C)经穿刺针置入导丝;(D)经导丝置入引流管。

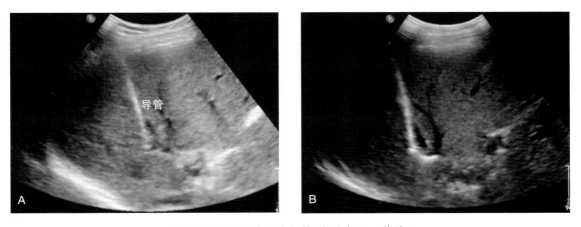

图 6-21　PTCD[右肝内胆管(右后支)]。(待续)

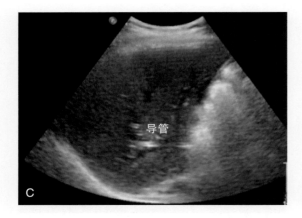

图 6-21(续)

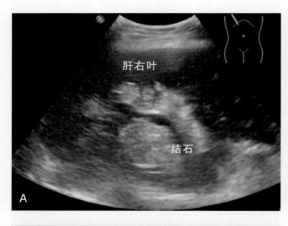

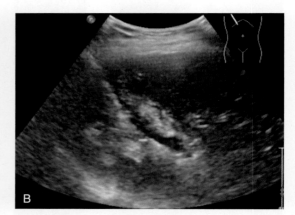

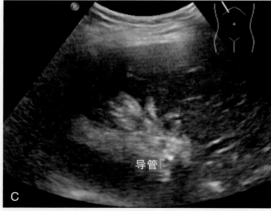

图 6-22 PTCD(肝内外胆管多发结石)。(A)肝内外胆管扩张伴多发结石;(B)穿刺针经皮经肝穿刺右肝内胆管;(C)经导丝置入引流管。

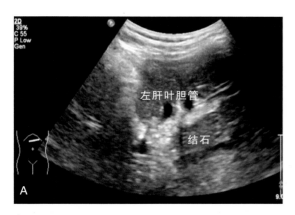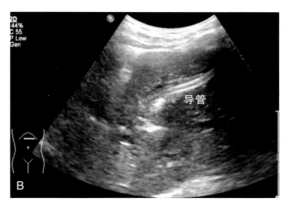

图 6-23 PTCD(左肝内胆管结石)。

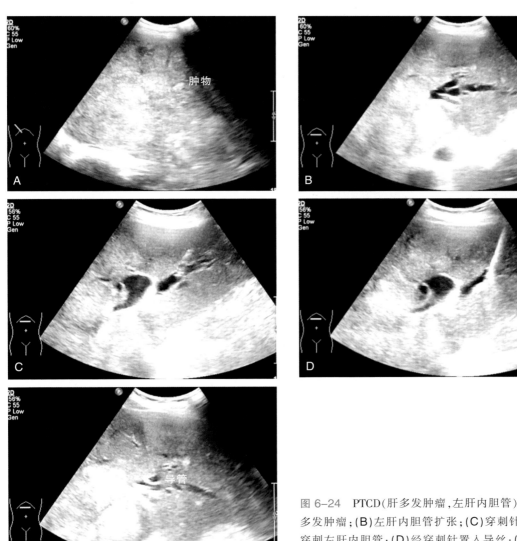

图 6-24 PTCD(肝多发肿瘤,左肝内胆管)。(A)肝内多发肿瘤;(B)左肝内胆管扩张;(C)穿刺针经皮经肝穿刺左肝内胆管;(D)经穿刺针置入导丝;(E)经导丝置入引流管。

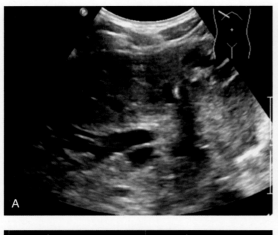
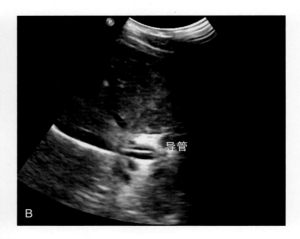
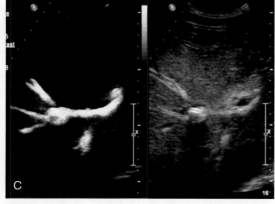

图 6–25　经 PTCD 胆管超声造影。(A)右肝内胆管扩张；(B)经皮经肝穿刺置入引流管；(C)经 PTCD 胆管超声造影图像。

三、肝门胆管癌

(一)简介

(1)肝门胆管癌早期无临床症状，在胆管未被肿瘤完全阻塞时常无特异性临床表现，不易早期发现，因此常常发现时已是中晚期。肝门胆管癌手术较为困难，原因多为发生部位特殊、呈浸润性生长及与肝门部血管关系密切。

(2)发病原因或危险因素尚不清楚，可能与胆道慢性炎症有关。原发性硬化性胆管炎、胆总管囊肿、胆管结石、胆道良性肿瘤、胆道寄生虫病、丙型肝炎、胰胆管合流异常、先天性胆管囊性扩张症、慢性溃疡性结肠炎等有可能增加发生胆道肿瘤的风险。

(3)胆管梗阻后胆汁流出受阻，使胆道内压力增加，出现胆汁逆流，使肝血窦压力明显增高，并导致门静脉压力的增高和肝动脉阻力的增高，使入肝血流量减少，致肝细胞相对性缺血、缺氧，肝细胞受损，最终常导致肝硬化、肝衰竭和死亡。肝细胞凋亡随胆道梗阻时间延长而增加，而肝脏损害及肝功能受损亦随梗阻时间延长而加重。

(4)因胆汁酸盐不能经胆道排入肠道，故不能发挥胆盐对肠道细菌的抑菌作用，致肠道内毒素繁殖加速,菌群失调,革兰阴性菌明显增多,内毒素产生增加,同时肠黏膜屏障受损,内毒素和细菌经门静脉移位入肝,肝内 Kupffer 细胞功能受损,对内毒素的清除能力下降。

(5)胆管细胞癌最为有效的治疗措施是早期确诊并进行根治性切除,但大多数患者在发现时已经丧失了手术机会,只能采用姑息性引流治疗,以达到减轻全身症状、缓解胆道梗阻、延缓进行性肝衰竭等目的。

(二)肝门胆管癌 Bismuth 分型(图 6-26)

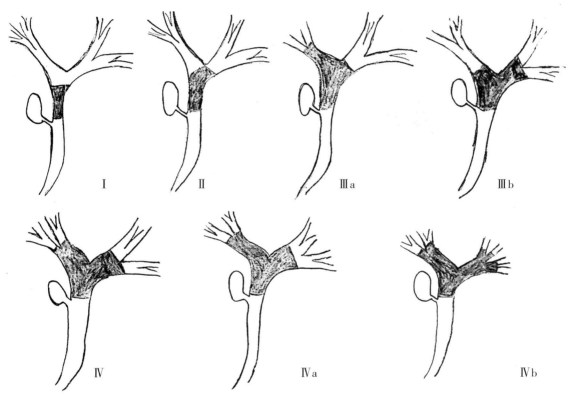

图 6-26　肝门胆管癌 Bismuth 分型。

Ⅰ 型:肿瘤位于肝总管,左右肝管汇合处未侵犯,左右肝管之间相通。

Ⅱ 型:肿瘤侵犯左右肝管汇合处,左右肝管之间不通。

Ⅲa 型:肿瘤位于左右肝管汇合处,并侵犯右肝管。

Ⅲb 型:肿瘤位于左右肝管汇合处,并侵犯左肝管。

Ⅳa 型:肿瘤位于左右肝管汇合处,并侵犯双侧肝管。

Ⅳb 型:肿瘤侵犯肝管汇合处,并呈多灶性分布。

(三)注意事项(图 6-27 至图 6-33)

(1)肝门胆管癌往往肝内胆管扩张不明显或扩张胆管太短,故操作困难。有些患者即使穿刺成功后,猪尾式引流管头部在肝内胆管内不能卷曲成圈,患者呼吸力度较大时,引流管容易脱出。

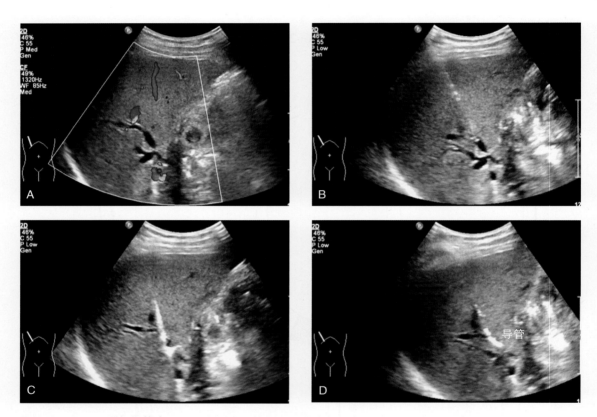

图 6-27　PTCD(肝门胆管癌)。(A)右肝内胆管扩张;(B)穿刺针经皮经肝穿刺右后支肝内胆管;(C)经穿刺针置入导丝;(D)经导丝置入引流管。

(2)尽量一次穿刺置管成功,因介入穿刺针穿刺胆管成功后,部分胆汁会流出,肝内胆管会更细,若置管失败后再次穿刺则更加困难。

(3)穿刺较细胆管时,可将导丝插入介入穿刺针,导丝不要从针头露出,然后在超声引导下穿刺目标肝内胆管,穿刺成功后,直接置入导丝,再经导丝置入引流管。

(4)穿刺路径注意避开血管,禁忌穿过门静脉刺入胆管,置入引流管后,若导管引流出血性胆汁,则注意观察,一般第 2 天可流出正常胆汁。若是纯血,则夹闭导管,不建议立即拔出导管,恐从穿刺点出血。第 2 天超声或 CT 复查,确定引流管是否在胆管内,若在胆管内,止血后会流出胆汁,若不在胆管内,带管 2~3 天后再拔除导管。

(5)PTCD 后可通过肝内胆管是否变细判断胆管是否相通,也可通过引流管注入造影剂(SF6 微泡)进行胆管超声造影,判断胆管是否相通。

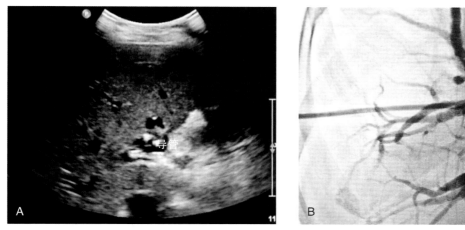
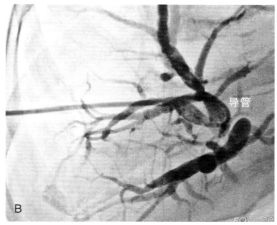

图 6-28　经 PTCD 管注入造影剂,放射线胆管造影。

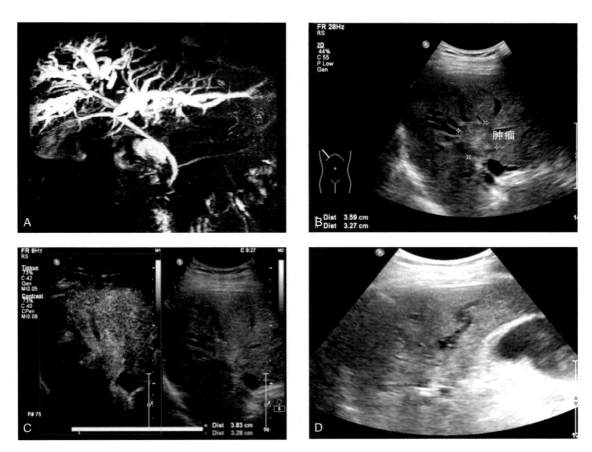

图 6-29　肝门胆管癌,经静脉+经 PTCD 超声造影。(A)肝门胆管癌 MRCP 图像;(B)肝门部低回声团超声图像;(C)经静脉肝门部占位超声造影;(D)PTCD(左肝内胆管)。(待续)

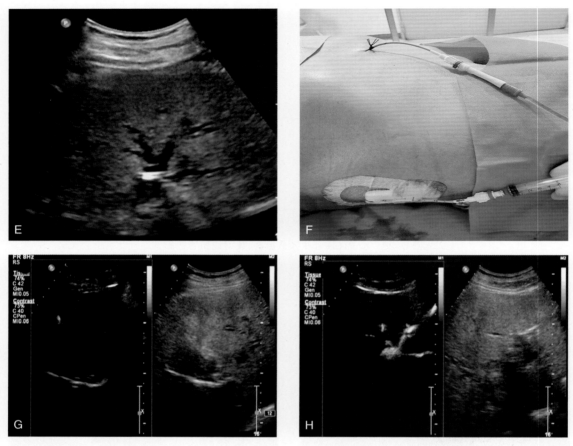

图 6-29(续) （E）PTCD（右肝内胆管）；（F）PTCD（左/右）；（G）右 PTCD 胆管超声造影；（H）左 PTCD 胆管超声造影。

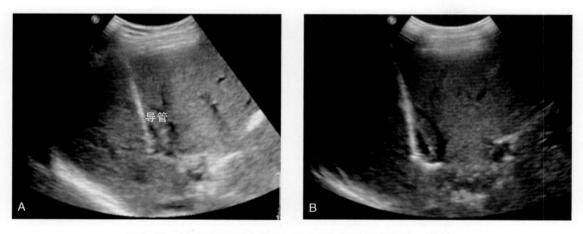

图 6-30 （A,B）PTCD（右后支），经 PTCD 胆管超声造影。（待续）

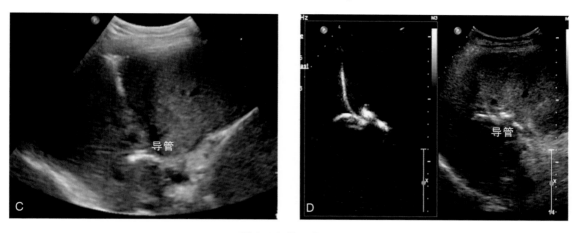

图 6-30 (续) (C,D)

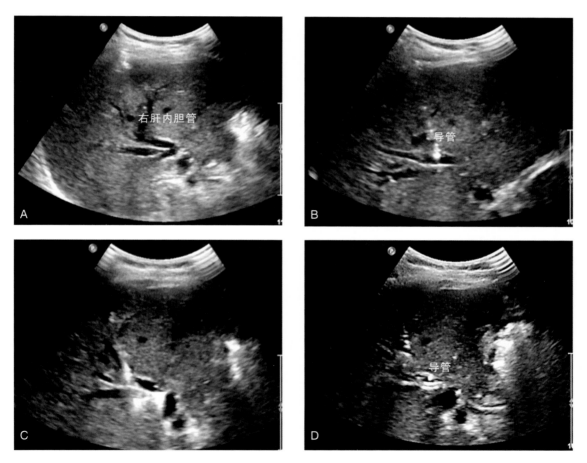

图 6-31　PTCD (右前支) 。

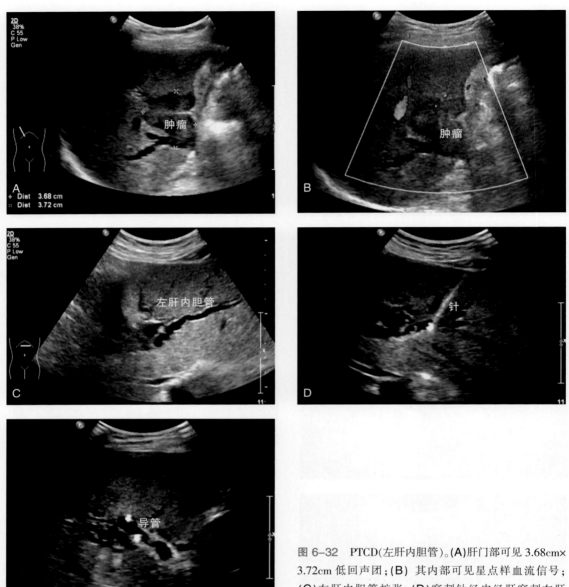

图 6-32 PTCD(左肝内胆管)。(A)肝门部可见 3.68cm×
3.72cm 低回声团;(B) 其内部可见星点样血流信号;
(C)左肝内胆管扩张;(D)穿刺针经皮经肝穿刺左肝
内胆管;(E)经导丝置入引流管。

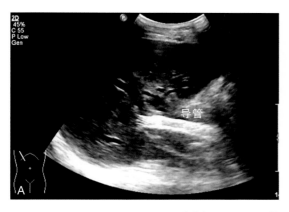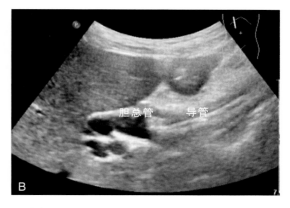

图 6-33　胆道支架。(A)胆总管内金属支架;(B)胆总管内塑料支架。

四、PTGD、PTCD 引流管的更换

(一)简介

某些高龄、不能耐受手术等原因需要 PTGD、PTCD 长期带管的患者,建议每 6 个月更换引流管,若护理良好,也可延长换管时间。嘱咐患者日常注意引流管的护理,可以用生理盐水间断冲洗引流管,保持引流管通畅,防止引流管弯折、堵塞、脱落,保持引流管术口清洁,建议每周术口换药。

(二)注意事项(图 6-34 至图 6-36)

(1)术前超声检查,明确原引流管的位置,可先经引流管注入生理盐水 10~40mL,有助于显示引流管的位置及扩大引流管周围的腔隙,并且观察引流管是否通畅,有助于顺利换管。

(2)换管步骤为先经原引流管置入硬导丝,导丝穿过引流管后有落空感,超声下确定导丝位置,再经导丝换入新引流管。

(3)某些置入时间较长的引流管会堵塞严重,导丝难以穿入,可多角度反复穿插导丝,同时转动及调整引流管位置。若导丝确实难以插入,可剪断引流管(因导管内有丝线连接导管头部),再从引流管断端插入导丝,或可先拔除原引流管,通过原引流管窦道插入导丝后,再更换引流管,或重新穿刺。

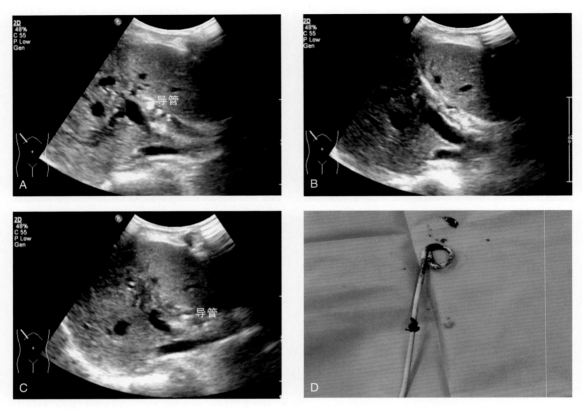

图 6-34　PTCD 带管 1 年,PTCD 换管(右肝内胆管)。(A)右肝内胆管内引流管;(B)经引流管置入导丝;(C)经导丝换入新引流管;(D)原 PTCD 管已堵塞。

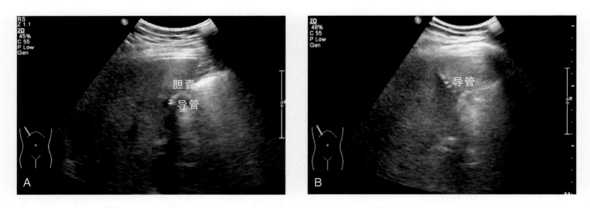

图 6-35　PTGD 换管。(A)胆囊缩小,未见明显胆汁充盈,其内可见引流管样回声;(B)经原引流管置入导丝换管。

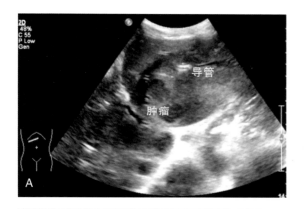

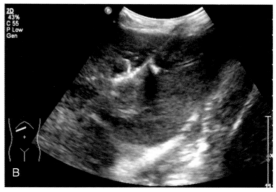

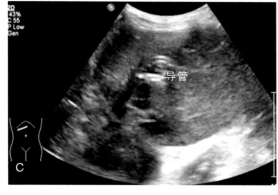

图 6-36　肝多发肿瘤,左肝内胆管 PTCD 换管。(A)
肝内多发低回声团, 左肝内胆管内可见引流管 ; (B)
经原左肝内胆管 PTCD 管置入导丝 ; (C)经导丝换入
新引流管。

第 **7** 章

胰腺炎的穿刺置管引流

一、胰腺的解剖

(一)胰腺位置及特征

胰腺位于上腹部腹膜后,平行对应第 1~2 腰椎体的前方,位置较深,属于腹膜外位器官,仅前面大部分被网膜覆盖,通常将胰分为头、颈、体、尾四部分,但并无明显界限。

(二)正常胰腺标准

胰腺质地柔软,长 17~20cm,宽 3~5cm,厚 1.5~2.5cm。超声评估正常胰腺的标准是:胰头部厚度<2.5cm,胰体、胰尾部厚度<2cm,回声呈中等回声或中强回声,回声均匀(图 7-1 和图 7-2)。

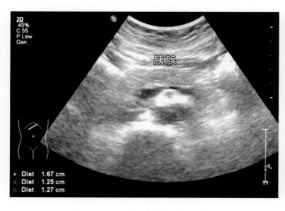

图 7-1 正常胰腺超声图像。

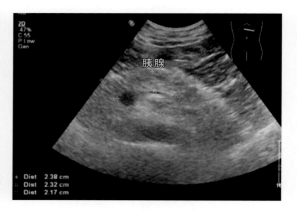

图 7-2 胰腺轻度肿大超声图像。

(三)胰头部解剖

(1)胰头的上、下方及右侧被十二指肠包绕,胰头与十二指肠降部之间有胆总管经过,所以胰头肿大时可压迫胆总管及十二指肠,因此有些胰头肿大的胰腺炎患者会有胆囊增大、胆管扩张、胃潴留表现,这些患者常需要 PTGD 或 PTCD 以及空肠营养管治疗。

(2)胰头下部向左侧突出的部分叫钩突,肠系膜上动脉、肠系膜上静脉夹在胰头与钩突之间,肝门静脉由肠系膜上静脉与脾静脉在胰头或胰颈部的后方合成,故该部位肿大时,可压迫肝门静脉引起血液回流受阻,而出现腹水和脾大等症状。

(四)胰颈部、体部、尾部解剖

胰颈部为胰头与胰体之间狭窄部分,其前方为胃幽门部;胰体横置于第 1 腰椎体的前方,前面为网膜囊,网膜囊的前方为胃后壁;胰尾行向左上方,其末端抵达脾门。

(五)胰管

位于胰腺实质内,偏向胰腺的背侧,其走行与胰腺的长轴一致,胰管在十二指肠降部的壁内与胆总管汇合成壶腹部,开口于十二指肠大乳头。行胰周脓肿穿刺时,要特别注意不要损伤胰管,以免造成胰漏。

(六)胰腺动脉

(1)胰头部周围有胰十二指肠上、下动脉,胰十二指肠上前、后动脉(均起自胃十二指肠动脉)。

(2)胰体及胰尾部周围有胰背动脉、胰下动脉、脾动脉、胰尾动脉。

(七)胰腺静脉

胰腺静脉多与同名动脉伴行,汇入肝门静脉。
(1)胰头及胰颈部静脉汇入胰十二指肠上、下静脉及肠系膜上静脉。
(2)胰体及胰尾部静脉汇入脾静脉。

二、腹膜腔的结构与分区

(一)关键点

熟悉腹膜腔的结构对超声引导下穿刺置管引流至关重要,只有深刻了解腹膜腔的构造,才能了解腹、盆腔积液的形成和分布,才能更好地指导超声引导下穿刺引流。

(二)腹膜腔与腹腔的区别

(1)腹腔指膈以下、小盆骨上口以上,由腹壁围成的腔,广义的腹腔包括小盆骨在内。

(2)腹膜腔则指脏、壁两层腹膜之间的潜在性腔隙,腔内含少量浆液,起润滑作用,以减少脏器间的摩擦。临床实践中,往往对两者的区分并不严格。

(三)腹膜与腹膜腔

1.腹膜

腹膜分为壁腹膜和脏腹膜。

(1)附贴于腹、盆腔壁内面的称为壁腹膜。

(2)由壁腹膜返折并覆盖于腹、盆腔脏器表面的浆膜称为脏腹膜。

2.腹膜腔

脏、壁腹膜相互延续而围成不规则的腔隙,腹膜腔分为大腹膜腔和小腹膜腔(网膜囊),两者通过网膜孔相通。

(四)腹、盆腔器官根据腹膜分类

1.腹膜腔内器官

器官周围几乎均被腹膜覆盖。这类器官活动性较大,包括胃、十二指肠上部、空肠、回肠、阑尾、横结肠、乙状结肠、脾、卵巢、输卵管等。

2.腹膜间位器官

表面大部分或三面被腹膜覆盖,包括肝、胆囊、升结肠、降结肠、直肠上段、子宫、充盈的膀胱等。

3.腹膜外器官

脏器仅一面被腹膜包裹,包括十二指肠降部、水平部和升部、胰腺、肾、肾上腺、输尿管、膀胱、直肠中部和下部等。

(五)腹膜皱襞、隐窝和陷凹

1.腹膜皱襞

腹膜皱襞是腹、盆腔与脏器之间或脏器与脏器之间的腹膜形成的隆起,其深部常有血管走行,腹膜皱襞之间或皱襞与腹、盆腔之间的凹陷称为隐窝,较大的隐窝称为陷凹。

2.隐窝

(1)常见的隐窝包括十二指肠上隐窝、十二指肠下隐窝、盲肠后隐窝、乙状结肠间隐窝。

(2)肝肾隐窝为仰卧时腹膜腔最低点,其左界为网膜孔和十二指肠降部,右界为右结肠旁沟,上腹部的液体易聚于此。

3.陷凹

(1)主要位于盆腔内,由腹膜在盆腔脏器之间移行返折形成。

(2)站立位或半卧位时,男性的直肠膀胱陷凹、女性的子宫膀胱陷凹(又称 Douglas 窝)为最低部位,腹膜腔内的积液多聚集于此。

(六)腹膜腔的分区

通常以横结肠及其系膜为界,将腹膜腔分为结肠上区和结肠下区。

1.结肠上区

又称膈下间隙,共 8 个间隙,即右肝上间隙、右肝下间隙、左肝上间隙(分为左肝上后间隙、左肝上前间隙)、左肝下间隙(分为左肝下后间隙、左肝下前间隙)、左膈下腹膜外间隙、右膈下腹膜外间隙。

(1)膈下间隙任何一个间隙发生的脓肿均称为膈下脓肿,以右肝上、下间隙脓肿多见。

(2)左肝下后间隙又称为网膜囊,位于小网膜和胃的后方,网膜孔是网膜囊的唯一通道,其前方为十二指肠韧带,后方为覆盖下腔静脉的腹膜,上方为肝尾状叶,下方为十二指肠上部;如果网膜囊内感染,或胃后壁穿孔,脓液开始时往往局限于网膜囊内,脓液增多可经网膜孔流入肝肾隐窝,向上可扩展至右肝上间隙,向下可沿右结肠旁沟至右髂窝,甚至到盆腔,由于网膜囊位置较深,早期诊断易漏诊误诊。

2.结肠下区

结肠下区共有 4 个间隙。

(1)右结肠旁沟。位于升结肠外侧,上通肝肾隐窝,下通右髂窝、盆腔,因此膈下脓肿可经此沟流入右髂窝和盆腔;胃后壁穿孔时,胃内容物可经肝肾隐窝及右结肠旁沟到右髂窝及盆腔;阑尾脓肿也可向上经右结肠旁沟蔓延至肝肾隐窝,甚至形成膈下脓肿。

(2)左结肠旁沟。位于降结肠外侧,由于左膈结肠韧带发育良好,不与结肠上区相通,因此左结肠旁沟内积液只能向下流入盆腔。

(3)左肠系膜窦。位于肠系膜根与左结肠之间的斜方形间隙,其开口向下,此间隙可通入盆腔,所以此窦内渗出液可向下进入盆腔。

(4)右肠系膜窦。为肠系膜根与右结肠之间的三角形间隙,其下方有回肠末端阻隔,周围近乎封闭,所以此窦内液体不易扩散,往往聚集在局部,形成肠间脓肿或局限性腹膜炎。

二、急性胰腺炎简介

(一)急性胰腺炎是外科常见病(图7-3和图7-4)

1.病因

病因常为胆道疾病、暴饮暴食与过量饮酒、高脂血症、ERCP术后、感染因素等。

2.发病机制

由于某种原因引起胰酶在胰腺组织内被激活,从而导致自体消化过程,这种自体消化不局限于胰腺,有可能波及周围组织,胰酶及胰酶复合物入血后,还可引起全身炎症反应(SIRS)及其他器官损伤,甚至多器官衰竭。

(二)急性胰腺炎分类

急性胰腺炎分为轻型和重型。

1.轻型

轻型又称为水肿性胰腺炎,占75%~80%,一般经内科治疗有较好的预后。

2.重型

(1)重型又称为出血坏死性胰腺炎,约占20%,发病急、发病快,死亡率高达10%~35%。

(2)暴发性胰腺炎死亡率可高达60%~70%,至今仍是临床治疗的一大难题。

(3)重型胰腺炎可根据病情需要,适时行穿刺置管引流及胰腺坏死组织清除术,但大多不宜早期手术(发病2周内)。临床可根据患者具体情况早期行腹腔穿刺置管引流减压,协助患者度过危险期。

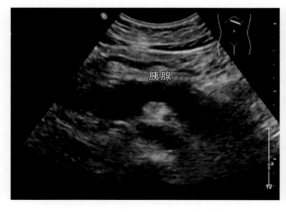

图7-3　急性胰腺炎超声图像。

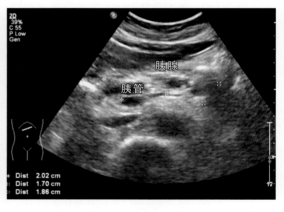

图7-4　慢性胰腺炎、胰管扩张伴结石超声图像。

(三)胰腺炎的病程分期

病程主要分为 3 期。

1.急性反应期

急性反应期在发病后 2 周内，以全身炎症反应引起的多脏器功能障碍为特征。此时腹膜腔、胰周、腹膜后多为炎性渗液。如量少可先观察，大量建议早期穿刺置管引流。

2.全身感染期

全身感染期为发病后 2 周至 2 个月，以胰腺继发感染和由此触发多脏器功能障碍的"二次高峰"为特征。主要表现为全身细菌感染、胰腺组织的混合感染及后期的二重感染。胰周、腹膜腔及腹膜外脓肿常在此期产生。

3.残余感染期

残余感染期为发病 2 个月后。部分感染没有得到完全控制，因引流不畅产生局部感染，如腹膜后残余脓肿，往往合并胰漏、出血等。引流不畅引起的残余脓肿建议生理盐水反复冲洗引流管、更换较粗引流管等方法通畅引流；若引流管位置不佳引起的残余脓肿，建议再次穿刺置管引流；若坏死组织较多，感染难以控制，建议行胆道镜下经窦道清除坏死组织或手术治疗。

(四)急性胰腺炎局部并发症

1.急性液体聚集

急性胰腺炎早期，胰腺的渗出液聚集于胰周或腹、盆腔内，无囊壁包裹，有些液体积聚会自行吸收，有些会发展为胰腺脓肿或假性囊肿。

2.腹内高压和腹腔室间隔综合征

由于腹腔大量渗液，炎症侵犯腹膜后，肠麻痹导致肠腔积气积液加之肠壁水肿等因素使腹腔内容量超过临界值，由于腹壁顺应性有限，引起腹内压显著增高，并出现胰腺外脏器功能障碍者，称为腹腔室间隔综合征，发生率约为 30%，腹内压>20cmH_2O，此时建议尽早穿刺置管引流腹腔积液，减轻腹腔压力。

3.胰腺坏死

胰腺实质弥漫性或局灶性坏死，伴胰周脂肪坏死，增强 CT 是目前诊断胰腺坏死的最佳方法，根据有无感染分为感染性及无菌性坏死。

4.胰腺脓肿

胰腺、胰周的包裹性积脓，其内可有胰腺或胰周坏死组织，常发生在胰腺炎发病 4 周后，由于局灶性坏死液化继发感染形成。

5.胰腺假性囊肿

急性液体积聚刺激周围组织器官的浆膜形成纤维组织包裹而形成的囊肿，囊内壁无上皮细胞，常呈类圆形或椭圆形。

三、超声引导下穿刺置管引流

(一)急性胰腺炎腹腔内存在大量胰性渗液

(1)渗液中含有高浓度的胰酶及各种有害作用的炎症介质，一方面可加重肠麻痹导致肠腔积气积液和肠壁水肿，引起腹内压增高和腹腔室间隔综合征；另一方面，毒性物质吸收入血后引起全身的炎症反应，导致多脏器功能障碍。

(2)超声引导下经皮穿刺腹腔置管引流，可减少局部和全身损害。对于大量积液，一般建议早期穿刺置管引流；少量积液或小脓肿，若无症状，可以观察并定期复查，若有症状，建议穿刺置管引流。

(二)急性胰腺炎积液/脓肿按部位分类

1.腹、盆腔积液/积脓

(1)积液在腹、盆腔广泛存在，相互交通。
(2)建议放置引流管于腹、盆腔低位(肝肾间、左右膈下、盆腔膀胱直肠窝或子宫直肠窝)(图 7-5)。

2.腹膜后积液/脓肿(图 7-6 至图 7-8)

(1)多位于左、右侧腹膜后，左、右肾前间隙等。

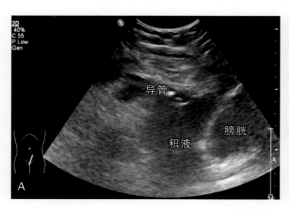
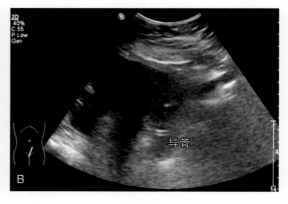

图 7-5　盆腔积液穿刺，置入引流管至盆腔低位。

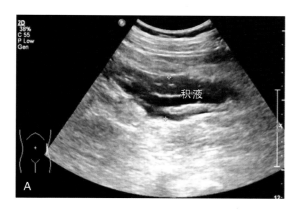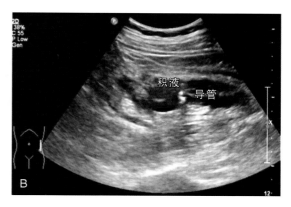

图 7-6　左侧腹膜后积液,置入引流管。

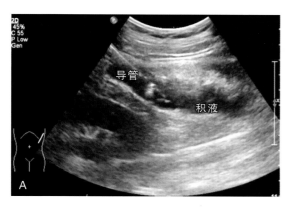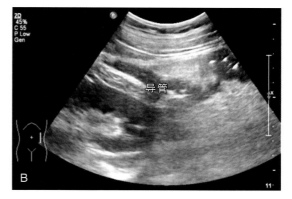

图 7-7　左侧腹膜后积液经皮穿刺,置入引流管。

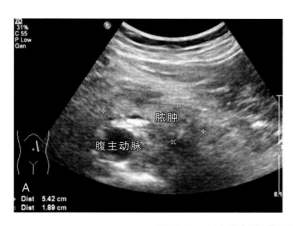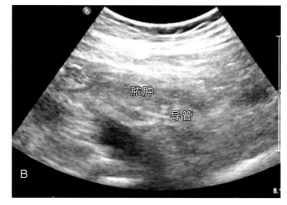

图 7-8　左上腹部腹膜后脓肿超声图像,置入引流管。

　　(2)建议尽量经腹膜后通路穿刺,以避免污染腹腔,选择经两侧腋后线之后的腹膜后穿刺点穿刺。

3.胰周积液/脓肿(图 7-9 和图 7-10)

(1)以胰头旁及胰尾旁、网膜囊多见,为急性胰腺炎时胰周渗出液感染形成,也可由胰周的出血坏死灶感染液化形成。

(2)胰头旁穿刺点选择在右上腹,穿刺时注意避开胰头部周围血管、胃幽门部及十二指肠等。

(3)胰尾旁穿刺点选择在左上腹肋缘下、左季肋区或左侧腹、脾肾间进针。

(4)网膜囊积液位于胃后方,穿刺点多选择在左上腹肋缘下的胃下方或左季肋区的胃左侧,穿刺时注意避开胃壁、脾脏及周围血管等。

4.肠系膜窦(肠系膜根部)积液/脓肿(图 7-11)

(1)多位于右肠系膜窦,根据具体位置选择穿刺点。

(2)穿刺时注意超声引导下避开肠管,可用探头适当加压,部分推开肠管,从肠管间隙进针穿刺置管。

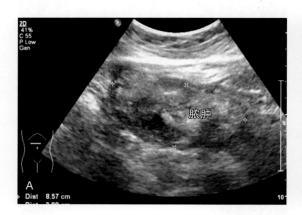
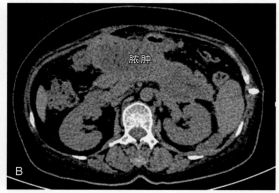

图 7-9　胰周脓肿。(A)超声图像;(B)CT 图像。

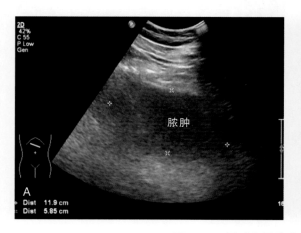
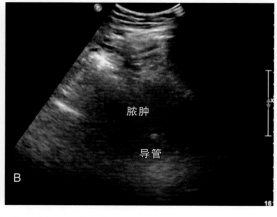

图 7-10　胃后方网膜囊积液,穿刺置入引流管。

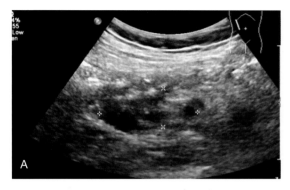
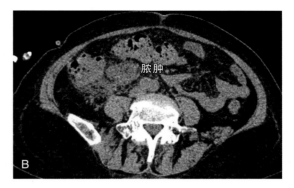
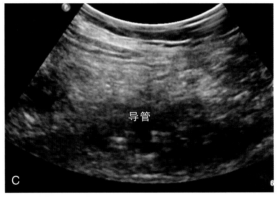

图 7-11 右上腹肠系膜根部脓肿穿刺。(A)肠系膜根部脓肿超声图像;(B)脓肿 CT 图像。(C)置入引流管。

(三)超声引导下穿刺的优点

(1)操作相对简单,急危症可床旁操作,治疗快速、患者痛苦小、创伤小且易愈合。

(2)术前常规超声扫查可探明积液或脓肿的位置、大小、个数、形态、内部液化情况及周围组织毗邻关系,选取最佳穿刺路径,能够尽量避免穿刺过程中对正常组织的损伤,但需要介入医生有丰富的超声经验。

(3)可以多角度穿刺,能准确地避开大血管、胃肠道等重要的组织脏器,能够精准控制进针的全过程,保证针尖或引流管准确进入脓腔,安全性高,患者容易接受。

(4)能实现对小脓肿和分隔型脓肿的准确定位穿刺,术中如果发现脓液过稠,可随即在超声观察下使用生理盐水反复冲洗脓腔,操作直观便捷。

(5)治疗结束后可即刻评价治疗效果,为下一步的诊疗提供指导意见。

(四)急性胰腺炎积液及脓肿的特点(图 7-12 至图 7-14)

1.不易观察

超声检查容易误诊漏诊,或者很难做出综合全面评价。原因为积液或脓肿位置较深,常位

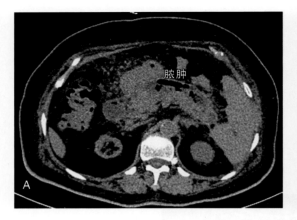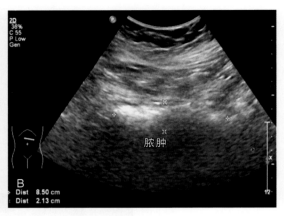

图 7-12　胰周脓肿 CT 图像,超声图像。

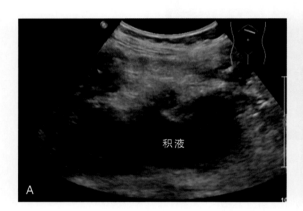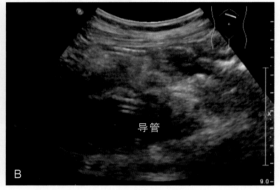

图 7-13　胰周脓肿液化较好,经皮穿刺置入引流管。

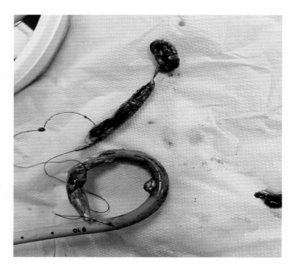

图 7-14　坏死组织堵塞引流管。

于腹膜后、肠系膜根部、小网膜囊、胃肠道后方,脓腔内混合回声或有气体,另外受胰腺炎患者胃肠道胀气干扰等,超声诊断常比较困难,建议穿刺前结合 CT 或 MR。

2.不易穿刺

超声诊断不明确或超声显示不清晰,或者脓肿位置较深,就会对超声引导下穿刺造成困难。

3.不易引流

脓液黏稠、坏死组织脱落、出血坏死灶液

化不好、多发脓肿、积液/脓肿分隔,以及腹膜后、肠系膜间的散在积液等,往往造成引流不畅或引流管容易堵塞。

(五)胰腺脓肿的穿刺置管建议(图 7-15 至图 7-17)

1.结合 CT/MR 等影像学检查

(1)由于胰腺脓肿一般位置较深、回声复杂以及超声的局限性,目前 CT 仍是诊断胰腺脓肿的金标准。

(2)胰腺脓肿大多由于急性胰腺炎的渗液后期包裹感染形成脓肿,或出血坏死灶感染形成脓肿,出血坏死灶以胰周多见,也可见于肠系膜根部、左右肾前、左右侧腹膜后等。

(3)结合 CT/MR,对胰腺脓肿的位置、范围、形态等才会有较全面和深入的认识,才能更好地指导穿刺置管引流。

2.粗管引流

(1)胰腺脓肿首次穿刺建议直接置入 14F 或 16F 引流管。

(2)脓液稠厚且坏死组织较多的胰腺脓肿,需要更粗的引流管才能通畅引流,但一次性穿刺引流管最粗是 16F,带针胸管的规格有 20F、24F、28F、30F。因太粗的引流管不易一次穿刺置管成功,可先穿刺 16F 引流管,1 周后窦道形成,再经窦道更换 20~30F 更粗引流管。

3.对冲引流

脓液稠厚或坏死组织很容易堵塞引流管导致引流不畅,首次穿刺可放置多支 16F 引流管,以便于术后反复冲洗脓腔。

4.通畅引流

注意观察引流管每日引流液的量和性状。若引流液突然减少或消失,注意引流管可能堵塞,建议每日间断反复冲洗引流管,稀释脓液防止引流管堵塞,并可以抽吸出不易引流的坏死组织。

5.定期复查

超声或 CT 复查,但超声对于位置较深、体积较小或不典型的脓肿较难发现,重型胰腺炎急性期可每周复查 1 次 CT,对有发热的患者及时 CT 检查评估脓腔情况。

6.胆道镜坏死组织清除术或手术治疗

出血坏死灶范围较大或液化不好,患者有难以控制的感染,置管引流效果不佳,建议必要时,行胆道镜坏死组织清除术或手术治疗。

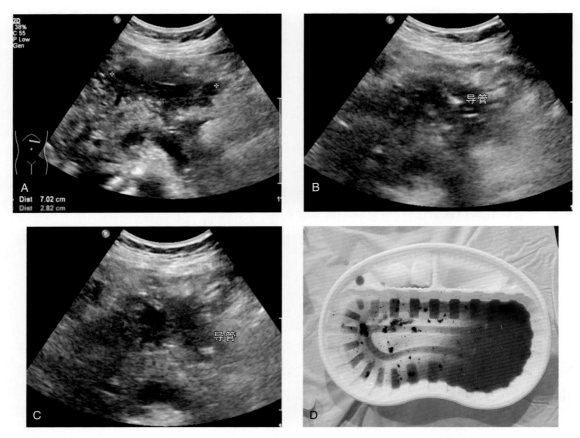

图 7-15　胰周脓肿穿刺。(A)胰周脓肿超声图像；(B)经皮穿刺。(C)置入引流管；(D)脓液稠厚含有较多坏死组织。

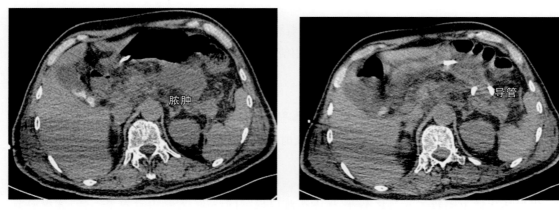

图 7-16　胰尾部脓肿 CT 图像，置入引流管 CT 图像。

7.经窦道胆道镜坏死组织清除术

术前需要在脓肿或出血坏死灶内置入 14F 或 16F 粗引流管,带管 7~14 天后形成窦道,胆道镜可经引流管窦道清除坏死组织后再置入粗引流管,术后可继续冲洗及引流脓腔。

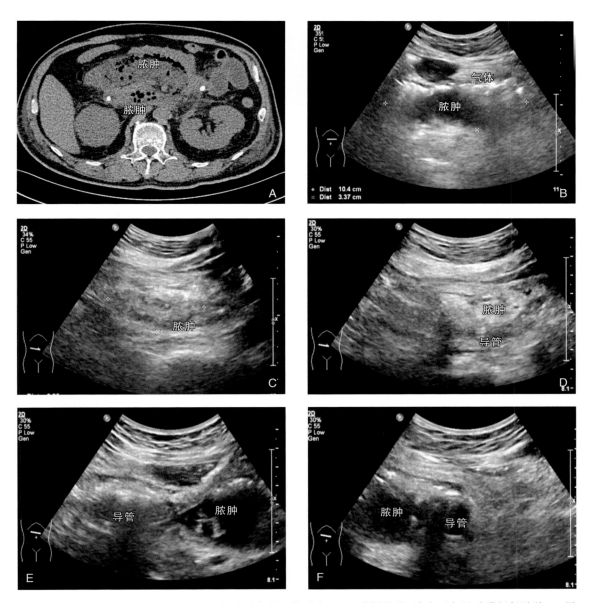

图 7-17 胰周脓肿、胰头下方肠系膜根部脓肿穿刺置管引流。(A)胰周脓肿、胰头下方肠系膜根部脓肿 CT 图像;(B)胰周脓肿超声图像,其内可见较多气体样强回声,注意与肠管鉴别;(C)胰头下方肠系膜根部脓肿超声图像;(D)胰头下方肠系膜根部脓肿内置入引流管;(E,F)胰周脓肿内置入 2 支 16F 引流管超声图像(待续)

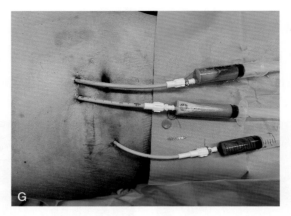

图 7-17(续)　(G)置入 3 支引流管。

四、注意事项(图 7-18 至图 7-22)

(1)急性重型胰腺炎患者,引流液多为红褐色或血性液体,并且往往腹盆腔、腹膜后、胰周及肠系膜间多处积液,首次穿刺可多部位置入多支引流管,以利于通畅引流。

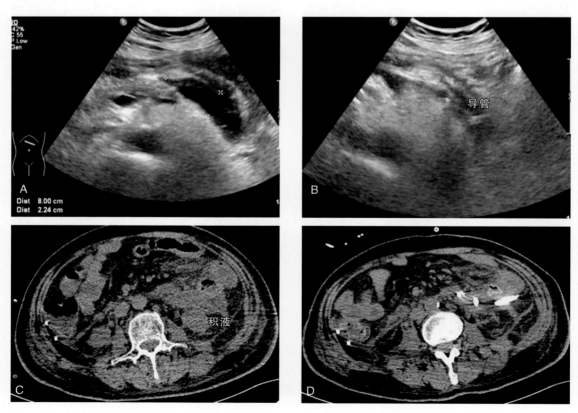

图 7-18　胰尾部脓肿+左侧腹膜后积液穿刺。(A)胰尾部脓肿超声图像;(B)胰尾部脓肿置入引流管;(C)左侧腹膜后积液 CT 图像;(D)左侧腹膜后积液置入引流管 CT 图像。(待续)

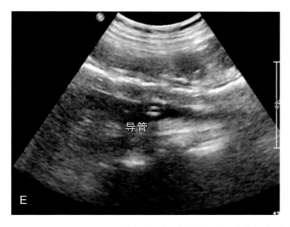

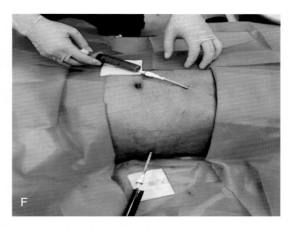

图 7-18（续） (E)左侧腹膜后积液置入引流管超声图像；(F)胰尾部脓肿和左侧腹膜后积液置入引流管。

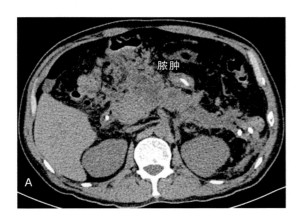

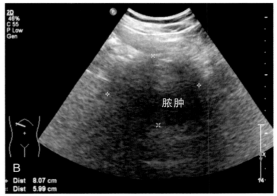

图 7-19 胰头旁出血坏死灶 CT 图像，超声图像。

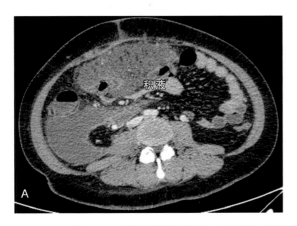

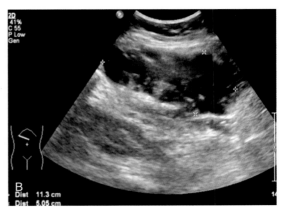

图 7-20 胰头部积液穿刺。(A)胰头旁积液 CT 图像；(B)胰头旁积液超声图像。（待续）

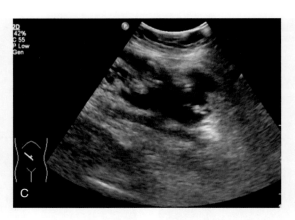

图 7-20(续)　(C)穿刺置管引流超声图像。

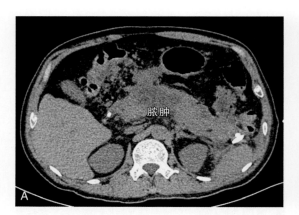
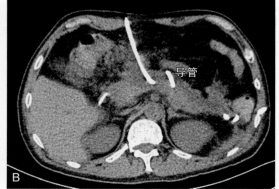

图 7-21　胰体部脓肿 CT 图像,经皮穿刺置管引流。

(2)胰腺炎的积液或脓肿穿刺往往比较复杂,建议结合腹部 CT 综合考虑,因此,介入性超声医生要提高 CT 阅片能力。

(3)胰周或肠系膜间脓肿,若脓肿较小且患者没有症状可暂时不用处理,定期复查。若有感染,发热难以控制,则建议穿刺置管引流,因脓腔内常有坏死组织,建议置入粗管引流(16F),对于较大脓腔,首次穿刺建议置入 2 支或多支粗管引流以便对冲引流,因为脓腔变小后,再次穿刺会比较困难。

(4)胰腺脓肿或出血坏死灶的引流管,一般带管时间较长(1~6 个月),因此不要贸然移除管,需复查 B 超或 CT 后,显示脓腔或坏死灶消失,引流管持续 3 天无脓液流出,才可移除管。

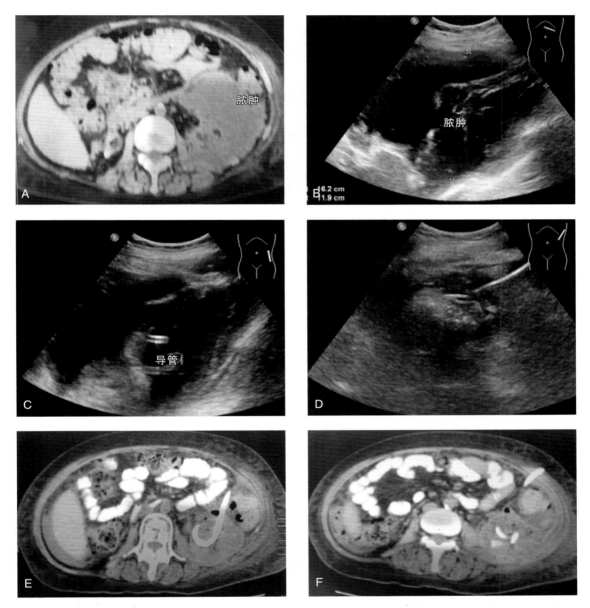

图 7-22　胰尾旁脓肿穿刺。(A)胰尾旁脓肿 CT 图像；(B)胰尾旁脓肿超声图像，内部回声不均匀；(C,D)置入 2 支 16F 引流管；(E,F)引流管 CT 表现。(待续)

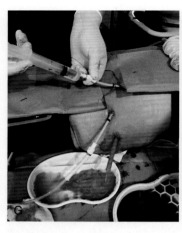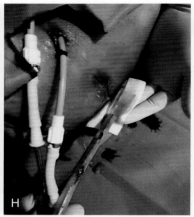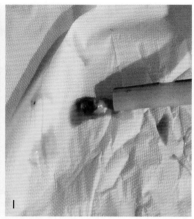

图 7-22(续)　(G,H,I)置管引流不畅,置入 28F 粗引流管,使用生理盐水反复冲洗脓腔,抽查混浊脓性液体及坏死组织。

五、胰腺假性囊肿的穿刺置管引流(图 7-23 至图 7-25)

(1)胰腺假性囊肿,尤其是胰周的厚壁囊性肿物,要注意与肿瘤鉴别。某些间质瘤伴囊变坏死,其超声影像与假性囊肿非常相似,此时超声鉴别困难,注意询问病史。假性囊肿一般有胰腺炎病史,建议必要时行增强 CT/MR 检查。

(2)对于较大的胰腺假性囊肿,穿刺置管后建议液体不要一次性快速放完,可间断夹闭引流管,使囊液缓慢放出,有些患者快速放完囊液后会有剧烈腹痛或出血。

(3)如没有安全路径行胰腺假性囊肿经皮穿刺,可行胃镜下穿刺内引流或者手术治疗。

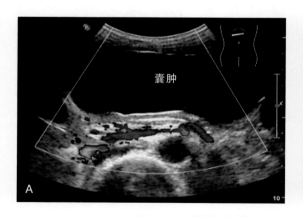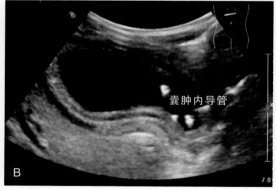

图 7-23　胰周假性囊肿。(A)超声图像;(B)经皮置入引流管。

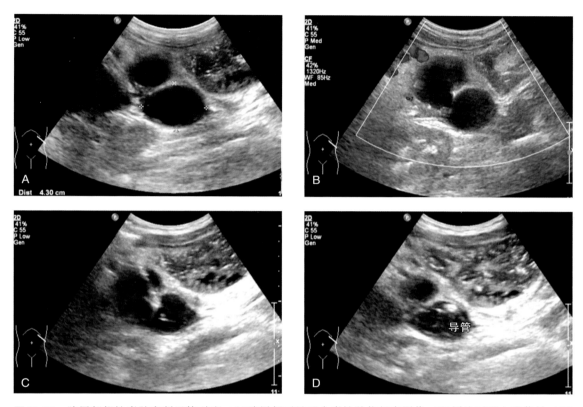

图 7-24　胰尾部假性囊肿穿刺置管引流。(A)胰尾部可见两个囊性肿物超声图像；(B)周边可见血流信号；(C)超声引导下经皮穿刺；(D)置入引流管。

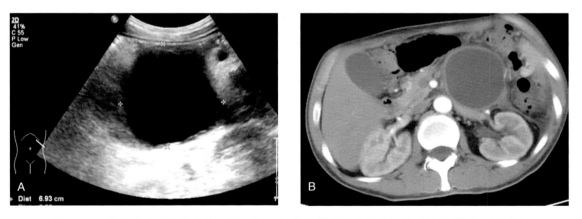

图 7-25　胰尾部假性囊肿穿刺置管引流。(A)胰腺假性囊肿超声图像；(B)CT 图像。(待续)

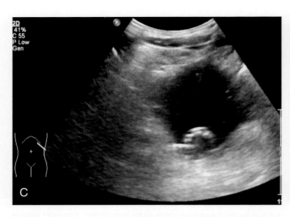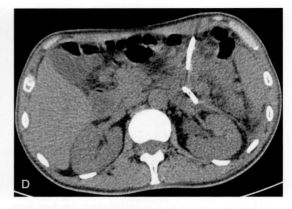

图 7-25(续)　(C)经皮穿刺置管引流；(D)置管后 CT 复查。

六、并发症及处理方法

(一)出血

出血为常见并发症。少量出血可夹闭引流管，复查 B 超、血常规，检测出血量，进行静脉补液及止血对症治疗，大量出血时及时动脉介入栓塞治疗。

(二)误穿胃肠道

超声引导下穿刺时不能辨明胃肠道，或穿刺时患者晃动容易导致误穿，胃壁、结肠壁较厚，误穿后一般问题不大，十二指肠、小肠壁较薄，不易痊愈，可超声引导下从胃肠道缓慢退出引流管，并将引流管头退出于穿孔旁，禁食水，配合营养支持治疗。

(三)引流管堵塞

在胰腺脓肿的穿刺置管引流中，因引流液黏稠或坏死组织脱落，极易堵塞引流管，当引流液减少或突然消失时，要特别注意引流管是否堵塞，可使用生理盐水反复冲洗引流管，也可更换更粗的引流管。

(四)疼痛

置入较粗引流管或经肋间置入引流管后，有些患者疼痛明显，对症止痛治疗即可。疼痛难以忍受者可更换较细引流管或重新定位穿刺。

第 8 章

脓肿的穿刺置管引流

一、肝脓肿

(一)简介

(1)肝脓肿是临床常见的急性感染性疾病,由胆道感染、血行感染、淋巴感染及邻近组织感染引起,大多由大肠埃希菌或肺炎克雷伯杆菌感染致病。肝脏内管道及血运系统丰富,包括胆道系统、门脉系统、肝动静脉系统及淋巴系统,显著增加了微生物寄生、细菌等感染的风险。

(2)近年来,肝脓肿的病例呈现明显上升趋势,以往肝脓肿主要病因为胆源性,约占全部病例的51.2%,但随着老龄化社会的到来及糖尿病发生率的上升,现在肝脓肿最主要的病因已经转变为糖尿病,还有10%~15%不明原因的肝脓肿称为隐匿性肝脓肿。

(3)肝脓肿大量毒素被吸收后可出现严重的脓毒血症,危及患者生命,脓肿还可向膈下、胸腔或腹腔等发展而导致严重并发症,需要引起临床重视。

(4)随着介入性超声技术的发展及精准微创治疗理念的深入人心,超声引导下穿刺联合抗生素治疗现已成为肝脓肿治疗的主流及首选方法,具有疗效确切、创伤小、患者耐受性好等优点。

(二)适应证

内科治疗无法控制感染、超声可显示的含液肝脓肿。

(三)禁忌证

(1)严重的出血倾向或凝血功能障碍。

(2)患者无法配合。

(3)超声显示不清。

（4）病灶无明显液化。

(四)注意事项(图 8-1 至图 8-3)

（1）肝右叶脓肿穿刺可不禁食,靠近胃的肝左叶脓肿建议禁食水 6h 后穿刺,穿刺路径必须避开血管和胆管。

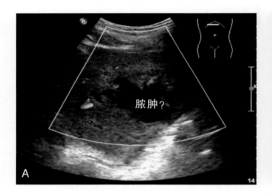
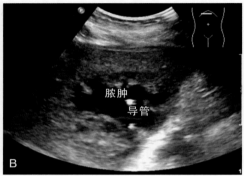

图 8-1　肝左叶脓肿,穿刺置入引流管。

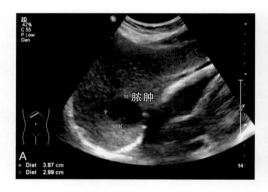
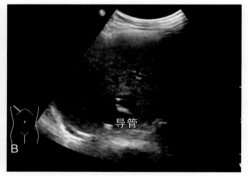

图 8-2　肝右叶脓肿,穿刺置入引流管。

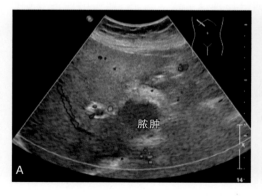
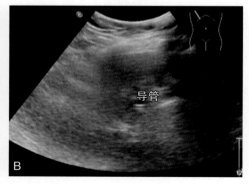

图 8-3　肝尾状叶脓肿,穿刺置入引流管。

（2）肝多发脓肿，首次穿刺可置入多支引流管，一般直径≥2cm 的脓腔，可置入引流管，直径<2cm 的脓腔，可在超声引导下穿刺抽吸脓液（图 8-4）。脓液较稠者，应使用生理盐水间断冲洗脓腔。关于是否需要抗生素冲洗脓腔，一般认为与生理盐水冲洗区别不大。

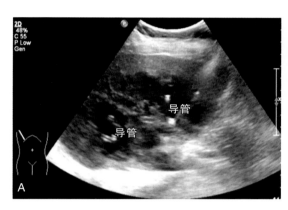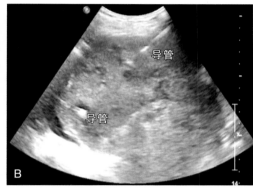

图 8-4　肝多发脓肿，置入多支引流管，小脓肿穿刺抽液。

（3）术后定期复查 B 超，脓液黏稠或有坏死组织脱落，引流导管引流不畅，可使用生理盐水冲洗脓腔及使用注射器抽吸脓液及坏死组织，必要时可在脓腔内放置多支引流管对冲引流。

（4）对于较大的脓肿，建议使用一步法穿刺。采用两步法穿刺张力较大脓肿时，穿刺针进入脓腔后要迅速抽吸减压，避免脓液流入腹腔。

（5）对于靠近膈肌的肝脓肿，穿刺时注意避开膈肌（图 8-5）；靠近肝脏边缘的脓肿，要经过部分正常肝组织穿刺，以避免脓液漏入腹腔；大血管旁脓肿，穿刺时注意实时监视针尖位置，需特别注意不可损伤血管。

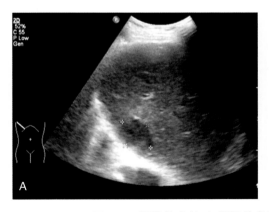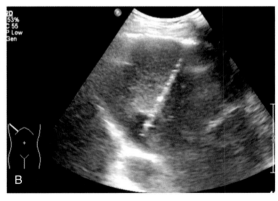

图 8-5　肝脓肿穿刺(A)肝脓肿靠近膈肌；(B)经皮经肝穿刺脓肿；(待续)

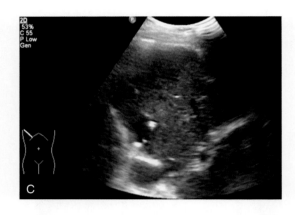

图 8-5(续)　(C)置入引流管。

(6)对于不典型肝脓肿,临床或影像学检查考虑不能除外恶性肿瘤的患者,建议穿刺活检(图 8-6 和图 8-7)。

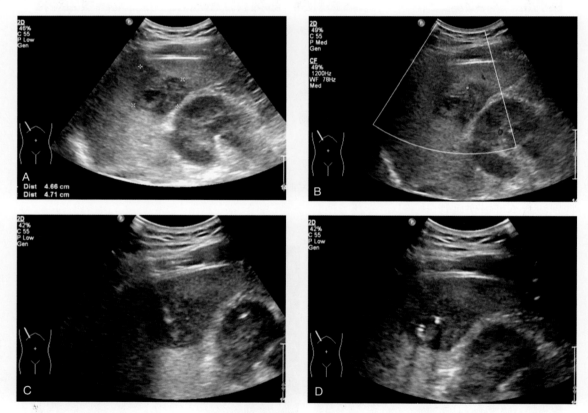

图 8-6　不典型肝右叶脓肿。(A)肝右叶不规则低回声团,中间少量液化;(B)彩色多普勒显示少量血流信号;(C)实性区域超声引导下穿刺活检;(D)液性区域置入引流管。

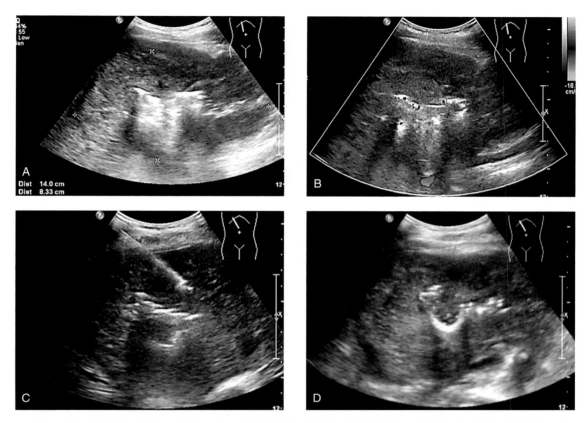

图 8-7　不典型肝脓肿穿刺。(A)肝右叶非均质回声团,有较厚的低回声壁,内部可见较多气体样强回声;(B)彩色多普勒未见明显血流信号;(C)低回声实性区域超声引导下穿刺活检;(D)内部气体区域置管引流。

(7)对于液化不佳的肝脓肿,注意将穿刺管置于液化相对较好的区域内,术前超声造影检查有助于发现液化坏死区,无超声造影剂充填的区域即为液化坏死区(图 8-8)。

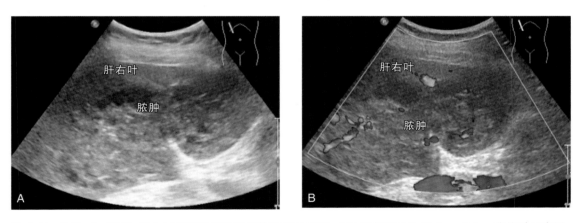

图 8-8　患者,女,65 岁,图为对其进行肝脓肿置管引流的过程。(A)肝右叶可见 11.8cm×6.6cm 非均质回声团;(B)其内可见血流信号。(待续)

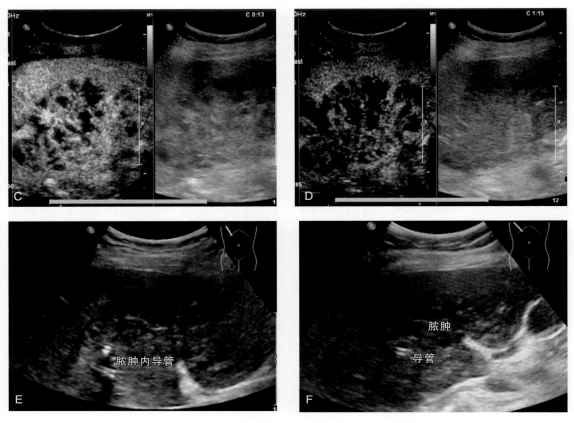

图 8-8(续) (C)超声造影考虑肝脓肿,动脉期呈高增强、消退缓慢;(D)延迟期呈低增强;(E)置入 8F 引流管;(F)1 周后复查发现脓肿缩小。

　　(8)肝脓肿穿刺治疗时还需考虑脓肿原因,根据病因采取相应治疗措施。糖尿病患者应积极控制血糖;胆源性肝脓肿需解决胆源性疾患,如急性胆囊炎或胆囊穿孔形成肝脓肿,不仅要穿刺肝脓肿,还需行 PTGD(图 8-9)。

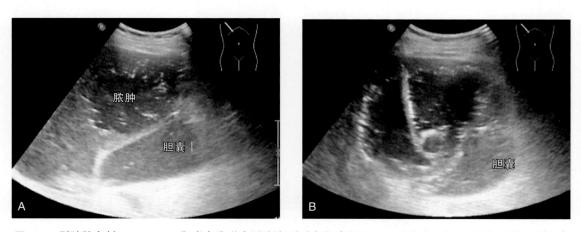

图 8-9 肝脓肿穿刺+PTGD。(A)胆囊穿孔形成肝脓肿,脓腔与胆囊相通;(B)肝脓肿经皮经肝穿刺置管。(待续)

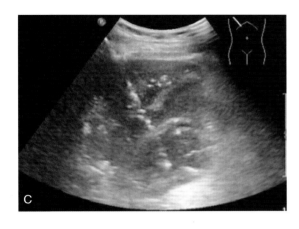

图 8-9(续)   (C)同时行 PTGD。

(9)对于严重感染、脓毒血症的肝脓肿患者,若患者有生命危险,临床工作中必须提高警惕,抢救药品及设施要准备充分,穿刺时注意患者生命体征变化,必要时建议在 ICU 床旁穿刺(图 8-10)。

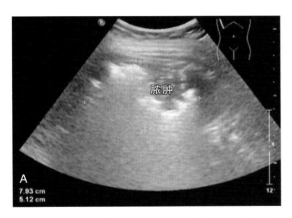
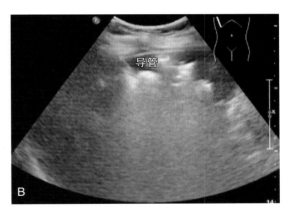

图 8-10   死亡病例。患者,女,60 岁,严重脓毒血症及肝脓肿患者,在外院抗感染治疗 1 周效果不佳,转至我院。接诊时神志不清、烦躁、不能平卧,接受穿刺时猝死于介入性超声室。(A)肝右叶的大片非均质回声团,其内可见大量气体样强回声;(B)经皮穿刺置入引流管。

(五)常见问题

1.肝脓肿在什么情况下需要穿刺

B 超或其他影像学检查显示肝脓肿有液化区或部分液化,患者有明显发热、寒战症状时,建议穿刺。部分患者脓肿液化不明显,但感染发热症状难以控制,也可穿刺(图 8-11)。

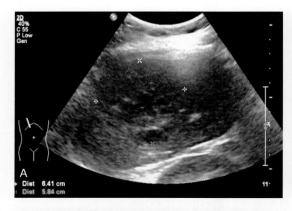

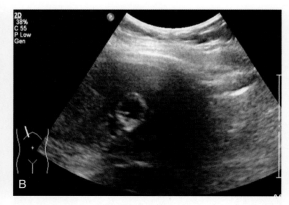

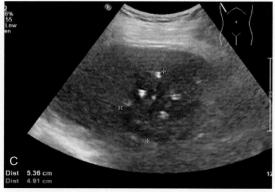

图 8-11　(A)肝右叶脓肿液化不佳；(B)穿刺置入引流管；(C)肝右叶脓肿穿刺术后出现炎性团块。

2.什么情况下可拔除肝脓肿引流导管

不可轻易拔除引流导管，一般建议带管 1 周以上。建议脓肿完全引流干净，引流管持续 3 天无脓液流出，复查 B 超或 CT 显示脓肿炎性团块完全消失后，再拔除引流管。

二、肾脓肿

(一)适应证

内科治疗无法控制感染、超声可显示的含液肾脓肿。

(二)禁忌证

同肝脓肿。

(三)注意事项(图 8-12 至图 8-14)

(1)穿刺路径注意避开血管和其他重要组织器官，尽量不经过或少经过正常肾脏组织。

（2）体位可根据脓肿具体位置而定，可选择腰背部或侧腰部进针。

（3）穿刺肾上极肿物时，注意避免损伤胸膜及膈肌。

（4）对于某些超声诊断困难的小脓肿或不典型脓肿，注意结合临床及 CT/MR 等其他影像学检查。

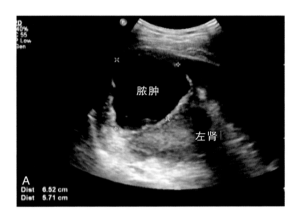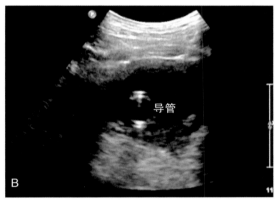

图 8-12　左肾上极脓肿，置入引流管。

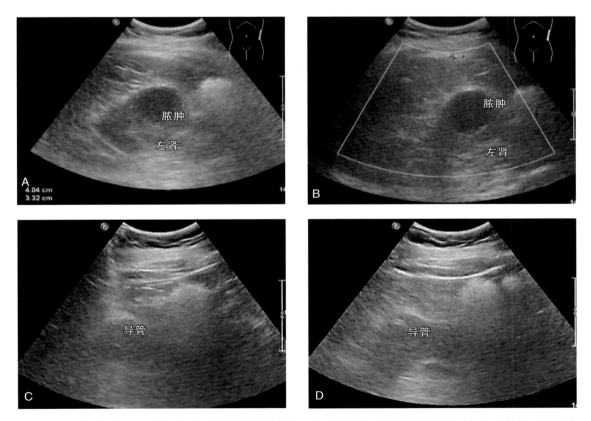

图 8-13　左肾脓肿穿刺置管。(A)左肾可见边界清晰的液性低回声区；(B)彩色多普勒未见血流信号；(C)超声引导下穿刺；(D)置入引流管。

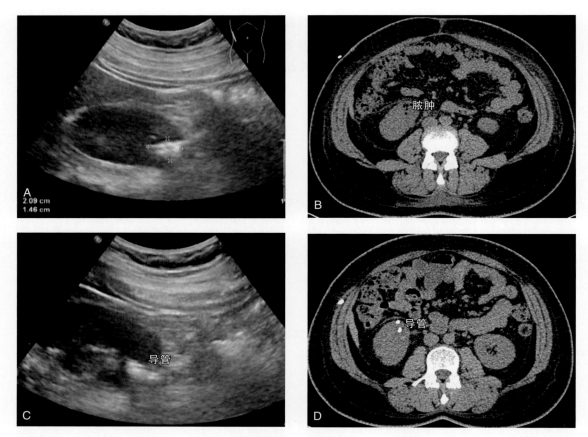

图 8-14　右肾小脓肿穿刺置管引流，为外院穿刺引流后残余脓腔。(A)超声显示右肾有尺寸为 2.09cm×1.16cm 的小脓肿；(B)CT 图像；(C)经皮穿刺置入引流管；(D)置管后通过 CT 复查。

三、脾脓肿

(一)适应证与禁忌证

同肝脓肿。

(二)注意事项(图 8-15 和图 8-16)

(1)选择最短穿刺路径,穿刺路径注意避开血管,尽量不经过正常脾脏组织。

(2)一般经肋间隙进针,探头与肋骨走向平行,沿肋骨上缘进针。

(3)穿刺脾上极脓肿时,进针点应在肋膈角以下 2~3cm,避免损伤肋膈角及肺组织。

(4)穿刺时患者应平静呼吸,避免咳嗽及急剧的呼吸运动,一般采取一步法穿刺,对于穿刺难度较大的脾脓肿,也可用两步法。

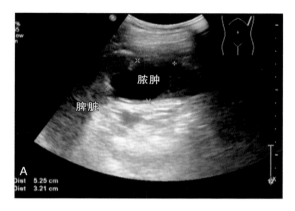
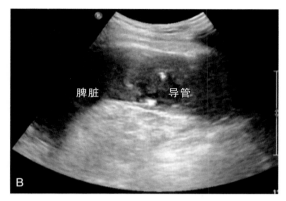

图 8-15　脾下极脓肿。(A)脾下极可见尺寸约为 5.25cm×3.21cm 的脓肿;(B)置入引流管。

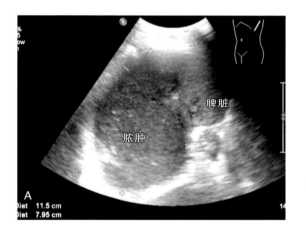
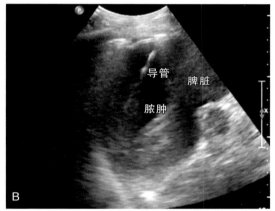

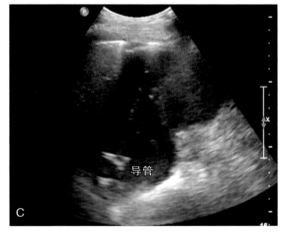

图 8-16　脾上极脓肿穿刺。(A)脾上极可见尺寸约为 11.5cm×7.95cm 的脓肿;(B)穿刺时注意避开膈肌;(C)置入引流管。

四、阑尾周围脓肿

(一)简介

(1)急性阑尾炎是外科常见的急腹症之一,阑尾周围脓肿是由于阑尾炎性渗出、坏死、穿孔时,大网膜与附近小肠趋向阑尾形成包裹,其中的脓液包裹局限形成脓肿。

(2)由于阑尾周围组织水肿和粘连,急性炎症状态下阑尾及邻近组织解剖结构变形,以及阑尾残端难以缝合、术后难以闭合等原因,手术切除阑尾较为困难。手术一般行脓肿切开引流术,并且术后可能出现出血、感染扩散、伤口感染、肠瘘等并发症,尤其是高龄、合并症多及营养状况不佳的患者。

(3)超声引导下穿刺置管引流联合抗生素治疗是治疗阑尾周围脓肿的首选方法,并且待阑尾周围炎性消退后可再择期行阑尾切除术,术后并发症的发生率也明显降低。

(二)适应证

(1)通过超声或 CT 等影像学检查确诊为阑尾周围脓肿,或阑尾周围炎性团块内伴积液。

(2)经保守治疗效果不佳(经药物治疗 3 天后发热、腹痛等症状未能消除),感染难以控制。

(3)手术风险高或拒绝手术。

(三)禁忌证

(1)严重出血倾向及凝血功能障碍。

(2)无安全穿刺路径,穿刺路径有难以避开的肠管、血管等。

(3)病灶无明显液化区域。

(4)患者躁动、无法配合。

(5)合并其他需急症手术疾病者。

(6)阑尾黏液囊肿(术前注意与阑尾周围脓肿鉴别)。

(四)注意事项(图 8-17 至图 8-19)

(1)术前 B 超反复观察腹部、阑尾及脓肿情况,注意观察阑尾、脓腔位置及腹、盆腔有无积液,注意阑尾穿孔形成的阑尾脓肿。脓腔内常为混杂回声并伴气体强回声,为超声诊断带来困难,常因气体干扰导致超声显示不清或不易与肠腔分辨,建议结合腹部 CT 检查定位后,再使用超声反复扫查、仔细分辨。

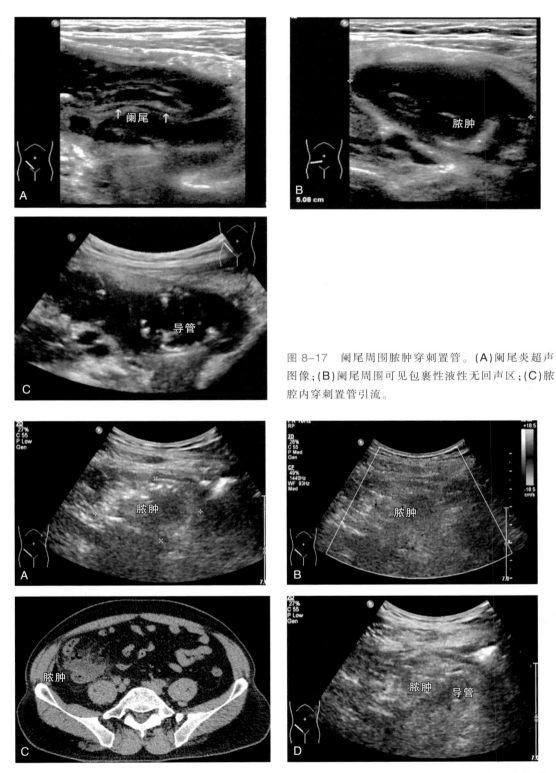

图 8-17　阑尾周围脓肿穿刺置管。(A)阑尾炎超声图像；(B)阑尾周围可见包裹性液性无回声区；(C)脓腔内穿刺置管引流。

图 8-18　阑尾穿孔形成阑尾周围脓肿，穿刺置管引流。(A)右下腹可见大小约 5.5cm×3.1cm 的不规则非均质回声团，其内可见混杂回声及气体强回声；(B)未见明显血流信号；(C)脓肿 CT 图像；(D)超声引导下穿刺针刺入脓肿。(待续)

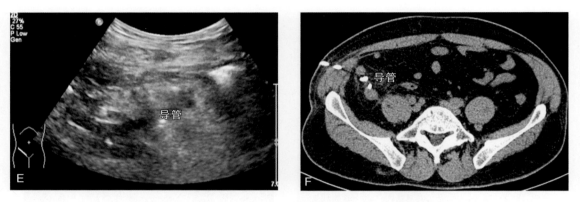

图 8-18(续) (E)置入引流管；(F)置管引流后 CT 复查。

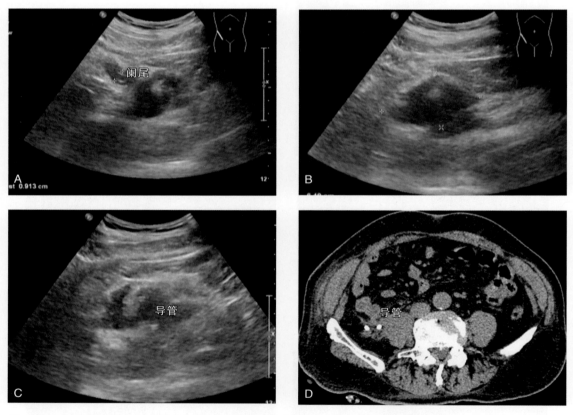

图 8-19 阑尾周围脓肿穿刺置管。(A)阑尾炎超声图像；(B)阑尾周围脓肿超声图像；(C)穿刺置入引流管；(D)置管后 CT 复查。

(2)穿刺路径要注意避开肠管、血管、阑尾及其他器官组织,尤其是行阑尾后方的脓肿穿刺时,要避开阑尾穿刺脓腔。

(3)引流管一般建议带管 1 周以上。复查 B 超未见明显脓腔及炎性团块,引流管持续 3 天无脓液流出,方可拔管。

(4)部分阑尾周围脓肿会侵及腰大肌或周围组织,术前需明确超声诊断,必要时结合CT,行腰大肌脓肿穿刺时患者取平卧位或侧卧位,尽量经腋中线以后的腹膜后通路穿刺(图8-20)。

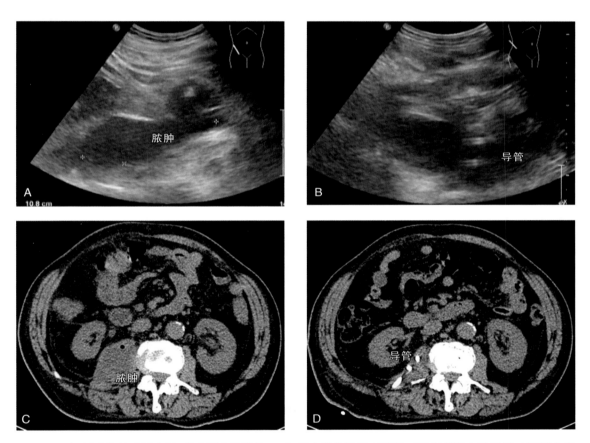

图 8-20 阑尾脓肿侵及腰大肌,形成腰大肌脓肿。(A)腰大肌脓肿超声图像;(B)穿刺置入引流管;(C)腰大肌脓肿 CT 图像;(D)置入引流管后 CT 复查。

(5)术前注意鉴别阑尾黏液囊肿,其超声表现为膨大的类圆形或椭圆形的囊性阑尾腔,有壁,形态规则,阑尾黏液囊肿禁止穿刺(图 8-21)。

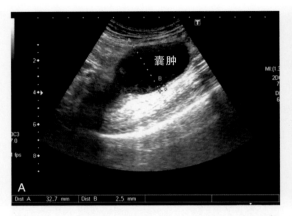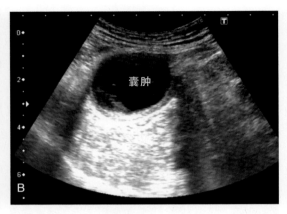

图 8-21　阑尾黏液囊肿超声图像(阑尾部可见形态规则的囊性肿物,有壁,探头纵切呈椭圆形,横切呈类圆形)。

五、肺脓肿及胸腔脓肿

(一)病因

肺脓肿多继发于胸部手术、外伤、胸膜病变或肺感染等。

(二)适应证

(1)难以控制的胸部或肺部感染。

(2)中量或者大量积液。

(3)胸部手术术后。

(三)禁忌证

(1)严重出血倾向及凝血功能障碍。

(2)剧烈咳嗽,不能配合者。

(3)严重肺心病、肺气肿、肺淤血、心力衰竭患者,不是绝对禁忌证,穿刺时需特别小心谨慎。

(四)注意事项(图 8-22 和图 8-23)

(1)选择安全穿刺路径,避免途径肺组织或损伤粗大支气管。

(2)肺脓肿超声较难准确定位,建议结合胸部 CT 或 MR。

(3)从肋骨上缘进针,避免损伤肋间血管及神经。

(4)避免过早拔管导致残留脓腔,建议在引流管持续 3 天无脓液流出,复查 CT 显示脓腔消失后再拔管。

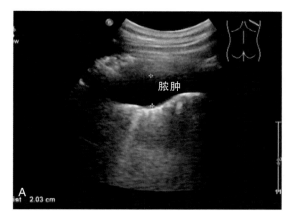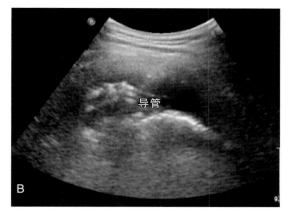

图 8-22 右侧胸腔脓肿,穿刺置入引流管。

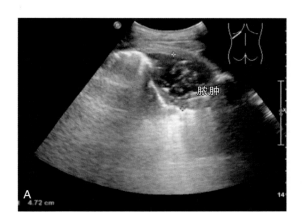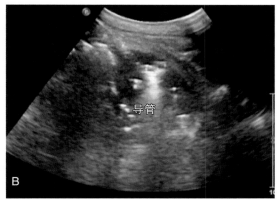

图 8-23 左侧胸腔脓肿,穿刺置入引流管。

六、乳腺脓肿

(一)简介

(1)急性乳腺炎是哺乳期女性常见疾病,可单侧或双侧发病,以单侧多见,其中 80% 发生在产后 3~4 周,并且常在短期内形成乳腺脓肿。

(2)主要病因有乳头发育不良、乳头皲裂以及乳汁淤积等,细菌侵入淤积的乳汁后无法被有效清除,并且迅速繁殖,损伤周围的乳腺组织,进而引起炎症性坏死,形成脓肿,致病菌多为金黄色葡萄球菌或链球菌。

(二)适应证

(1)超声显示乳腺内脓肿。

(2)保守治疗效果不佳。

(三)禁忌证

(1)病灶无明显液化。

(2)穿刺部位皮肤感染、破溃。

(四)注意事项

(1)避免在乳头附近进针,穿刺点尽量选择乳腺外周,避免穿刺乳头后方,穿刺时注意避免损伤血管及乳管(图 8-24)。

(2)乳腺脓肿活动度较大,穿刺时可用探头或手固定住脓肿。

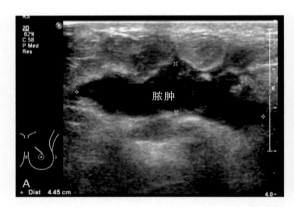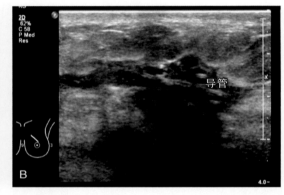

图 8-24 右侧乳腺脓肿,穿刺置入引流管。

(3)对于直径<2cm 的乳腺小脓肿,建议行超声引导下穿刺抽吸(图 8-25)。若脓液较稠,可先注入少量生理盐水稀释后再抽出,可用生理盐水或抗生素溶液反复冲洗脓腔;对于直径≥2cm 的乳腺脓肿,建议穿刺置管引流(图 8-26)。

(4)可用 10mL 注射器抽脓,较深部位可用 18G 介入穿刺针,引流管一般用 8F 引流管。若为

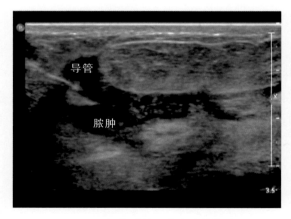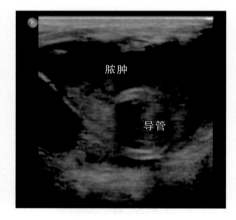

图 8-25 超声引导下乳腺脓肿抽液。   图 8-26 乳腺脓肿内置入引流管。

长条状脓肿,可置入中心静脉导管(图8-27),可在导管上交错间隔1cm剪出多个小侧孔,有助于引流及冲洗。

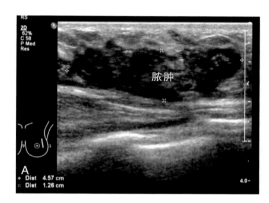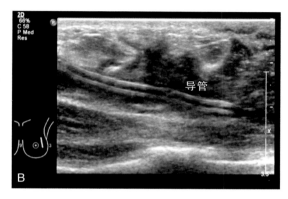

图8-27 左侧乳腺脓肿,置入引流管(中心静脉导管)。

七、腰大肌脓肿

(一)病因

腰大肌脓肿一般继发于周围脏器感染或术后感染等,也可见于结核。

(二)适应证

(1)影像学检查可明确诊断、超声能清晰显示的腰大肌脓肿。
(2)保守治疗效果不佳,感染难以控制。

(三)禁忌证

(1)严重的出血倾向及凝血功能障碍。
(2)无安全穿刺路径,穿刺路径有无法避开的肠管、血管等重要组织器官。
(3)患者躁动、不能配合。

(四)注意事项(图8-28)

(1)腰大肌脓肿因位置较深,超声易误诊漏诊,术前需结合腹部CT/MR,明确超声诊断。
(2)行腰大肌脓肿穿刺时患者取平卧位或侧卧位,经腋中线以后腹膜后通路穿刺,尽量避免经腹腔穿刺,以免污染腹腔。
(3)对于较稠的脓液,可用生理盐水或抗生素稀释液反复冲洗脓腔,但使用生理盐水或抗生素溶液冲洗脓腔,效果无明显区别。

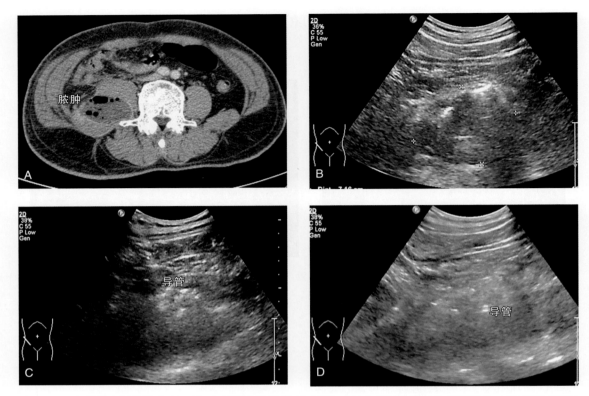

图 8-28   右侧腰大肌脓肿穿刺。(A)右侧腰大肌脓肿 CT 图像；(B)右侧腰大肌脓肿超声图像；(C)超声引导下穿刺针进入脓腔；(D)脓腔内置入引流管。

八、腹壁脓肿

(一)病因

腹壁脓肿一般继发于外伤或术后感染等，偶见于结核。

(二)注意事项（图 8-29 和图 8-32）

(1)腹壁脓腔穿刺相对简单，因位置较浅，故超声诊断及定位较为明确。对于不典型脓肿或怀疑肿瘤的患者，可行穿刺活检。

(2)对于结核形成的冷脓肿，若脓肿较小，建议先进行抗结核治疗，对于较大脓肿，也可行穿刺置管引流。

（3）腹壁脓肿诊疗时要注意脓肿来源，部分腹壁脓肿因邻近脏器（如肝、胆囊、阑尾）脓肿破溃感染形成，或腹腔内包裹性脓肿向腹壁感染形成，穿刺引流时注意同时解决脓肿来源感染。

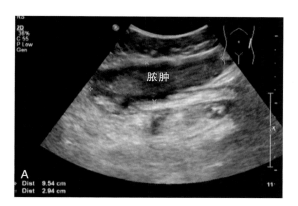
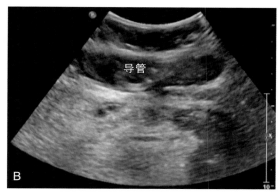

图 8-29　左侧腹壁脓肿，穿刺置入猪尾式引流管。

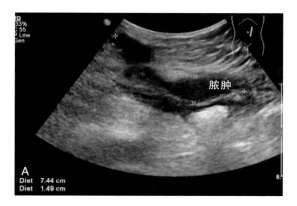
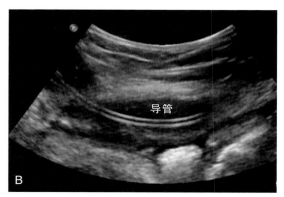

图 8-30　脐右侧腹壁脓肿，脓腔内置入中心静脉导管引流管。

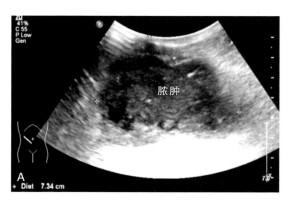
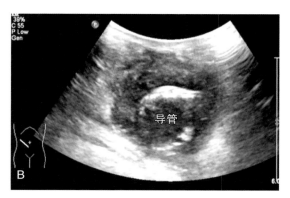

图 8-31　LC 术后，腹腔镜戳壳伤口感染，右上腹腹壁脓肿，脓腔内置入引流管。

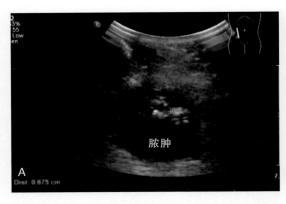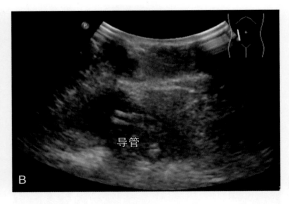

图 8-32　阑尾术后,(A)右下腹腹壁脓肿,出现线结感染团;(B)穿刺置入引流管。

九、妇科及盆腔脓肿

(一)病因

常见的妇科脓肿有卵巢脓肿、输卵管脓肿、卵巢囊肿感染等,也可见于妇科或盆腔术后。

(二)适应证

(1)诊断明确的盆腔、附件区脓肿。

(2)超声能清晰显示。

(3)保守治疗效果不佳。

(三)禁忌证

(1)可疑卵巢恶性肿瘤。

(2)脓肿早期,无明显液化。

(3)无安全穿刺路径。

(4)合并其他需急症手术疾病者。

(四)注意事项

(1)盆腔脓肿尽量经腹壁穿刺,注意避开血管、肠管、膀胱等重要组织结构,经皮无安全穿刺路径者再考虑经阴道后穹隆穿刺,因为经后穹隆穿刺后患者带管不方便且引流管容易脱落(图 8-33)。

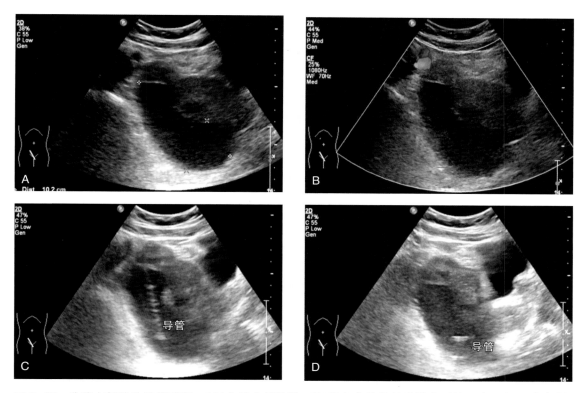

图 8-33　盆腔右侧脓肿置管引流。(A)盆腔右侧脓肿；(B)彩色多普勒显示周边可见血流；(C)经皮穿刺；(D)脓肿内置入引流管。

(2)经阴道后穹隆穿刺方法(图 8-34)：患者取截石位，臀部可垫枕垫，打开窥阴器扩开阴道。使用碘伏消毒后，超声探头于下腹部经皮引导，穿刺针于阴道后穹隆穿刺，调整穿刺针位置，超声清楚显示针尖后再进针，注意避开膀胱、血管。未婚女性及严重阴道炎患者不建议经阴道后穹隆穿刺。

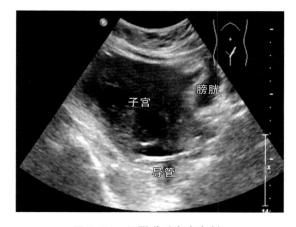

图 8-34　经阴道后穹隆穿刺。

十、前列腺脓肿穿刺

(一)病因及症状

多由前列腺炎引起,糖尿病是重要诱发因素,临床症状有高热、脓尿、排尿不畅、甚至癃闭。

(二)术前需明确诊断

术前结合临床、PSA、MR、增强 CT 等排除肿瘤性病变,若不能明确诊断,穿刺前建议行超声造影,动脉期、静脉期、延迟期均无造影剂增强则考虑脓肿。超声造影不仅能明确诊断,还能明确脓肿的位置、大小和形态。

(三)注意事项(图 8-35)

(1)患者取截石位,采取局部麻醉,经会阴部穿刺,置入引流管后抽尽脓液,向会阴前方固定引流管,贴透明敷料固定。

(2)经会阴穿刺时注意避免损伤尿道,术前下尿管有助于超声下分辨尿道,避免误伤。

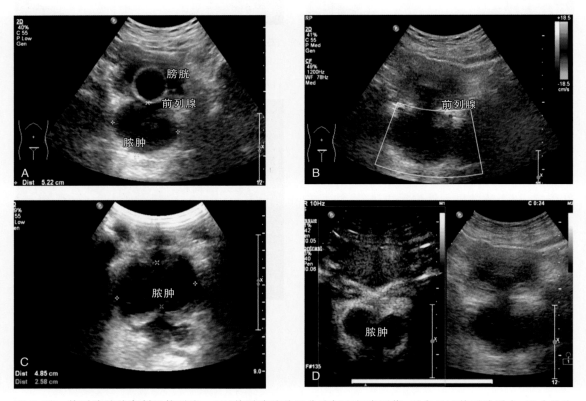

图 8-35　前列腺脓肿穿刺置管引流。(A)前列腺脓肿经盆腔扫查超声图像,图中显示前列腺增大,尺寸约为 5.2cm×4.1cm,其内可见不规则液性低回声区;(B)彩色多普勒超声检查显示未见明显血流信号;(C)前列腺脓肿经会阴部扫查超声图像;(D)超声造影检查前列腺脓肿未见造影剂增强。(待续)

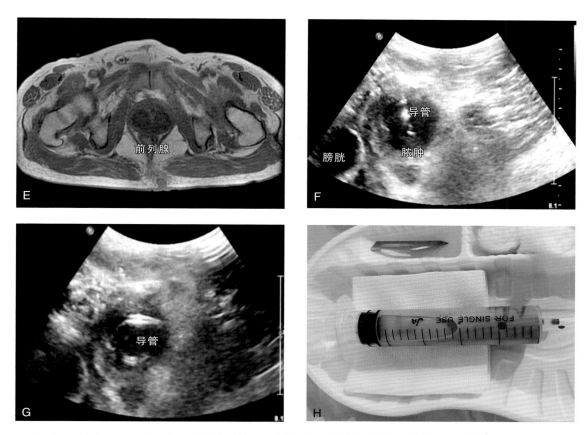

图 8-35(续)　(E)MR 图像；(F)超声引导下经会阴穿刺；(G)脓肿内置入引流管；(H)抽出 20mL 脓液。

第 9 章

囊肿的穿刺及硬化治疗

一、肝、肾囊肿的穿刺及硬化治疗

(一)简介

1.囊肿

囊肿是由完整的纤维组织围成的封闭的空腔性结构,腔内充满液体。

2.扁平上皮细胞

纤维组织最内层为扁平上皮细胞,上皮细胞层与纤维组织层之间有纤细的毛细血管及滋养上皮细胞,上皮细胞具有分泌液体的功能。

3.囊液

含有较丰富的白蛋白,也含有与血浆内近似的电解质 NaCl 等。肝囊肿囊液一般为无色透明状,肾囊肿一般为淡黄色,囊内出血可使囊液呈咖啡色或红褐色。如果肝囊肿囊液为墨绿色或棕黄色胆汁样,则可能与胆管相通,禁止硬化治疗。

4.囊肿的主要危害

(1)占位效应:较大囊肿会引起肝、肾组织萎缩、缺血,影响肝、肾功能;或者压迫周围器官,如压迫胃引起饱胀感,较大肾囊肿会引起腰酸、背痛等症状。

(2)囊肿感染:由于囊壁毛细血管脆性增加以及肝脏合成凝血因子的功能受到影响,囊腔内发生出血者并不少见;陈旧性出血可以增加化脓性感染的风险。

(3)囊肿破裂:某些较大囊肿,尤其是位于肝、肾脏边缘的囊肿,受到外界暴力,可能会有囊肿破裂的危险。

(二)肝肾囊肿的类型

1.单纯性肝、肾囊肿

(1)数目较少,一般腹部不膨隆。

(2)不导致肝、肾功能损害和高血压等。

(3)即便有遗传性,遗传度也不高,具有较明显的散发性特征。

2.多囊肝病或肾病

又称多囊肝、多囊肾,见图 9-1 和图 9-2。

(1)肝、肾脏形态失常,呈多个大小不等的囊肿密集分布,正常的肝、肾结构被囊肿取代,肝、肾功能受损。

(2)具有高度的遗传性,一个家族中的几代人可连续发病、多人发病,因常染色体某个位点上的基因缺失或移位等异常而起病。

(3)多囊肝、多囊肾常合并存在,有时还会合并有多囊脾脏和多囊胰腺。

(4)体积巨大的多囊肝、肾,挤压腹腔内其他脏器,患者可有腹部胀痛的症状。

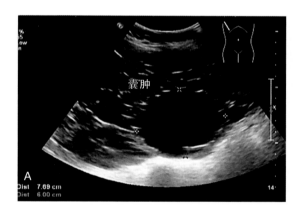 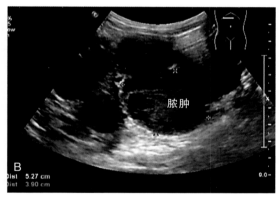

图 9-1 多囊肝,多囊肝部分囊腔感染。

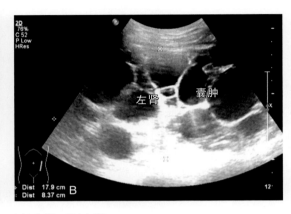

图 9-2   双侧多囊肾。(A)右肾;(B)左肾。

(三)囊肿的超声诊断

(1)超声对小囊肿的探查及诊断有较高的准确性,超声可鉴别单纯性囊肿及多囊肝、多囊肾,明确囊肿的数目、大小、位置、合并出血、化脓,以及鉴别实质性肿瘤,了解囊肿对周围组织器官(如胃肠、下腔静脉等)的压迫程度。

(2)良恶性囊性病变的超声鉴别见表 9-1。

表 9-1   良恶性囊性病变的超声鉴别

超声表现	良性	恶性
囊壁	薄壁、光滑、囊壁无结节、厚薄均匀	厚壁、不光滑、囊壁有结节、厚薄不均匀
囊内分隔	分隔均匀纤细	分隔粗细不均
超声造影	不强化	有强化,囊内容物不均匀强化
随访观察	动态观察变化少	动态观察变化快

(四)囊肿的治疗核心

(1)通过穿刺针抽吸或置入引流管,引流囊液,注入硬化剂破坏囊壁内皮细胞以破坏其分泌功能。

(2)无水乙醇硬化治疗原理:注入无水乙醇使囊壁细胞的蛋白凝固变性,失去分泌功能,囊壁发生无菌性炎症,残存囊液被吸收后,最终囊壁粘连闭合。

(五)适应证

(1)直径>5cm 的单发或多发囊肿。

(2)囊肿引起明显临床症状,如肝、胰、脾囊肿导致的上腹部不适、腹胀或腹痛,或囊肿压迫胆管,形成胆道梗阻。

(3)肾囊肿导致血尿或腰背酸痛,盆腔非赘生性囊肿引发痛经或月经紊乱,压迫周围脏器引起继发性合并症。

(4)囊肿合并感染。

(5)有破裂危险或发生扭转的囊肿。

(六)禁忌证

(1)严重出血倾向,出血、凝血机制障碍者。

(2)无安全穿刺路径。

(3)不能排除动脉瘤或血管瘤的囊性病变。

(4)与胆道、肾盂、胰管相通的囊肿。

(5)对于多囊肝、多囊肾,除非较大囊肿压迫周围脏器所致合并症,或部分囊腔感染,否则一般不做硬化治疗(图9-3和图9-4)。

(6)不能配合、躁动者。

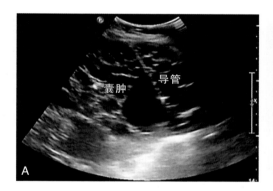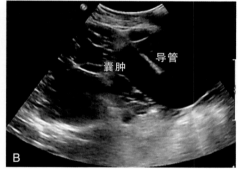

图9-3 多囊肝,穿刺较大囊腔。

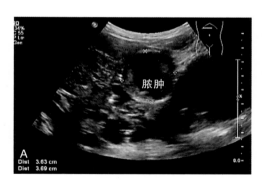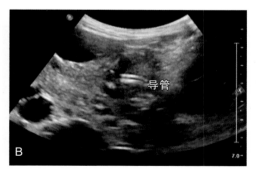

图9-4 多囊肝部分囊腔感染,行穿刺置管引流。

(七)操作技巧(图 9-5 至图 9-8)

(1)进行囊性病变穿刺时,首先必须排除动脉瘤,腹部某些部位的假性动脉瘤易被误诊为囊肿,穿刺前要明确诊断,常规彩色多普勒检查可对囊肿进行鉴别。

(2)使用穿刺针穿刺囊肿抽液时,为了避免穿刺针脱出囊腔,囊液不必完全抽吸干净,可留少量囊液,然后再经穿刺针注入硬化剂治疗。

(3)肝囊肿穿刺必须经过部分正常肝组织,肾囊肿穿刺尽量不经过或少经过正常肾组织。

(4)肝、肾囊肿的硬化治疗,一般建议具体做法是:

1)先穿刺囊肿并放置引流管,穿刺后当天先不注入硬化剂治疗,缓慢放尽囊液,引流 1 天观察囊液量、颜色及性状。

2)第 2 天和第 3 天分别注入硬化剂治疗,共进行两次囊肿硬化治疗。

3)第 4 天或第 5 天可拔管。

(5)硬化治疗注入无水乙醇前,建议先向囊腔内注入利多卡因 5~10mL,可缓解乙醇刺激引

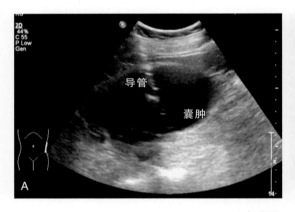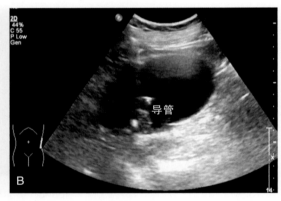

图 9-5 左肾囊肿经皮穿刺,置入引流管。

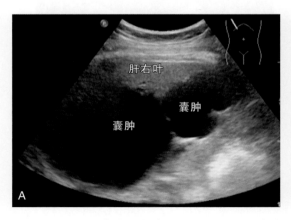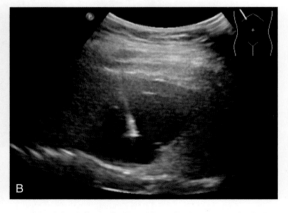

图 9-6 肝右叶囊肿硬化治疗。(A)肝右叶两个囊肿;(B)较小囊肿使用穿刺针抽吸囊液后行硬化治疗。(待续)

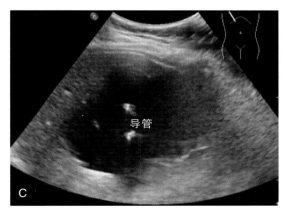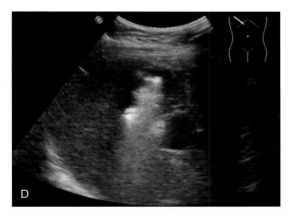

图 9-6(续) (C)较大囊肿置入引流管;(D)注入无水乙醇硬化治疗。

起的疼痛,也有助于显示针尖或引流管的位置。

(6)硬化治疗一般注入无水乙醇硬化囊壁,每次注入量约为囊液总量的 1/5~1/4,总量一般不超过 60mL,但具体量要视患者具体情况而定,若患者无水乙醇耐受良好,可以多注入一定量,每次注入无水乙醇后保留 5 分钟,然后抽出无水乙醇,每次硬化治疗注入 5 次。

(八)注意事项

(1)硬化剂:硬化剂是影响疗效的主要因素,也是副作用或并发症的主要起因。使用最早、最多的硬化剂是无水乙醇。反复冲洗囊腔,直至抽出干净透明的无水乙醇,可提高无水乙醇的治疗效果。

(2)聚桂醇硬化治疗

1)乙醇过敏者可注入聚桂醇硬化囊壁。因乙醇的刺激作用,某些患者疼痛明显,若不能耐受,也可注入聚桂醇治疗。

2)聚桂醇无刺激性,一般不会产生剧烈疼痛,无醉酒样反应,可留置体内,无须多次冲洗。用法是将两支聚桂醇溶于 10mL 生理盐水后注入囊腔,夹闭引流管 12 小时后再打开,或由穿刺针抽尽囊液后注入。

3)某些文献报道聚桂醇硬化治疗效果与无水乙醇相同,并且副作用少,但临床中发现无水乙醇效果更好,也有可能是由于无水乙醇反复多次冲洗囊腔,治疗更加彻底。

(3)进行肝、肾囊肿硬化治疗时,需要特别注意的是某些囊肿与胆管或肾盂肾盏相通,因此该类囊肿不可通过注入硬化剂治疗。

(4)蛋白定性实验

1)为快速判断囊液是否与胆管或肾盂相通,可进行蛋白定性实验。

2)单纯囊肿的囊液为无色或淡黄色清亮液体,内含蛋白。具体做法是穿刺囊肿成功后,抽取 5mL 囊液注入无水乙醇试管中,蛋白会凝固而呈现混浊。

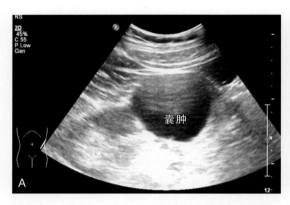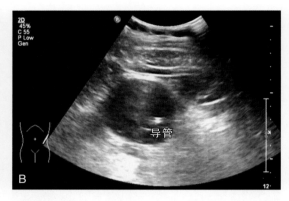

图 9-7　左肾囊肿,行穿刺置管引流。

(5)需要注意囊性癌肿的可能,尤其是肾脏囊性肾癌常常潜伏在囊肿中,因此术前需要明确诊断。

(6)对于较大的囊肿,还要特别注意周边的血管可能因囊肿压迫而导致 CDFI 不显示血流信号,穿刺时要注意避让,某些囊肿内部的分隔也有可能是血管,也要注意观察避免损伤出血。

(7)囊肿硬化治疗效果评价

1)囊肿硬化治疗后,短时间内会有炎性渗出,复查 B 超仍会有囊肿残留,一般 3 个月后囊肿会逐渐缩小,6 个月时复查可评估疗效。

2)硬化治疗后囊肿闭合时间相对规律:直径<5cm 的囊肿一般 3~5 个月内闭合,直径 6~10cm 的较大囊肿常需 6~10 个月闭合,直径>10cm 的囊肿闭合多在 12 个月以上。

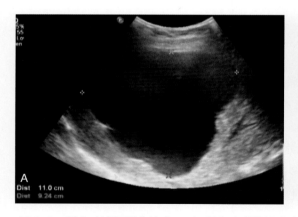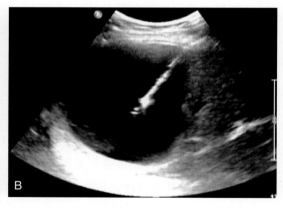

图 9-8　肝右叶囊肿硬化治疗。(A)肝右叶囊肿尺寸为 11.0cm×9.24cm;(B)经部分肝组织穿刺囊肿。(待续)

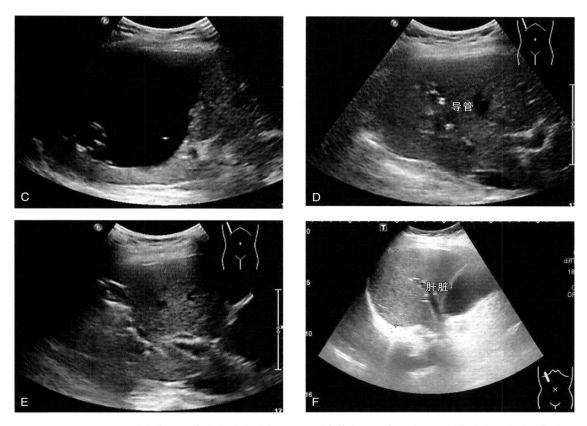

图 9-8(续)　(C)置入引流管；(D)将囊液引流干净；(E)经引流管注入无水乙醇；(F)硬化治疗 6 个月后复查。

(九)并发症及其处理

(1)主要为无水乙醇治疗时引起的刺激性疼痛,其程度因人而异,疼痛一般短时内可自行缓解,严重时可进行止痛对症治疗。疼痛原因可能是乙醇直接刺激了分布于囊肿内壁的上皮层和(或)其下方纤维层上的痛觉神经末梢,痛觉神经末梢分布多寡及痛觉域大小的个体差异导致了疼痛程度的差别。进行无水乙醇硬化治疗时,若患者疼痛剧烈,应立即停止治疗,可改用无刺激性的聚桂醇。

(2)部分患者会出现醉酒样反应,严重者给予补液及纳洛酮治疗。

(3)少数患者术后会有残余囊肿感染,治疗后出现发热等症状,应及时复查,可行穿刺置管引流。

二、卵巢囊肿的穿刺及硬化治疗

(一)卵巢良性囊肿

主要包括滤泡囊肿、黄体囊肿、黄素化囊肿、多囊卵巢、卵巢子宫内膜异位症、表面上皮包涵囊肿等。

(二)卵巢良恶性囊肿的超声鉴别

见表 9-2。

表 9-2　卵巢良恶性囊肿的超声鉴别

超声表现	良性	恶性
大小	一般<5cm	一般>5cm
囊壁	薄(3mm)	较厚(>3mm)
边界	清晰	不清晰
形态	规则	不规则
内部回声	无或低回声	混合性
CDFI	间隔薄(<3mm)	间隔厚(>3mm)
伴随征象	无实性部分	有实性部分,结节或团块状,乳头状突起>3mm
其他超声表现	高阻力或无血流,无血管性结节,腹水极少见	低阻血流,有血管性结节,腹水、腹膜种植、淋巴结转移等

(三)适应证

(1)卵巢良性囊肿,包括单纯性囊肿、卵巢子宫内膜异位症、卵巢或附件区脓肿等。

(2)卵巢囊肿合并妊娠。

(3)卵巢出血性囊肿或盆腔术后积液,尤其是卵巢复发出血性囊肿。

(4)无法耐受手术或拒绝手术。

(5)手术后复发卵巢囊肿。

(四)禁忌证

(1)卵巢恶性或可疑恶性囊肿。

(2)卵巢黏液性或浆液性囊腺瘤,其声像图表现主要为囊肿较大,其内有较多分隔。

(3)卵巢交界性含液性肿瘤。

(4)患者不能配合穿刺。

(五)注意事项(图 9-9 至图 9-12)

(1)操作方法与肝肾囊肿硬化治疗方法基本相同。

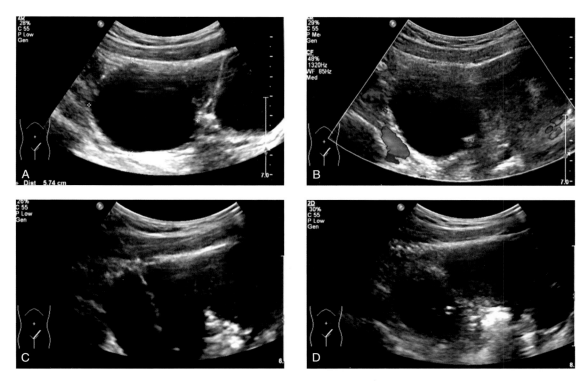

图 9-9 左侧卵巢囊肿穿刺置管。(A)左侧卵巢可见尺寸约为 5.74cm×4.67cm 的囊性肿物;(B)CDFI 周边可见血流绕行;(C)超声引导下经皮穿刺;(D)置入引流管。

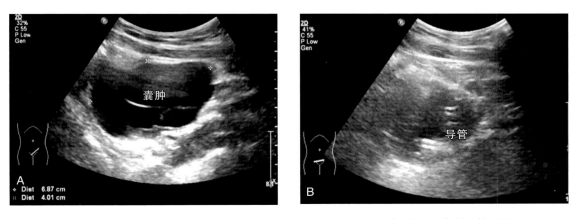

图 9-10 左侧卵巢囊肿切除术后,囊肿复发,其内可见分隔样回声,行经皮穿刺置管引流。

(2)部分囊肿内分隔可能是小血管,注意穿刺前通过常规彩色多普勒超声扫查予以鉴别,避免穿刺误伤出血。

(3)囊肿内分隔较多时,可以置入较粗引流管刺破多个分隔,也可以置入多支引流管充分引流后再行硬化治疗。

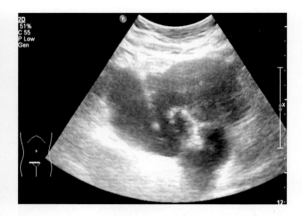

图 9-11 右侧卵巢子宫内膜异位症置管引流。(A)右侧卵巢可见尺寸约为 5.44cm×3.87cm 的囊性肿物；(B)经皮穿刺；(C)置管引流。

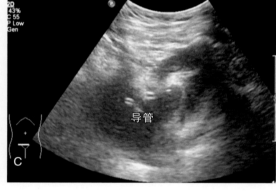

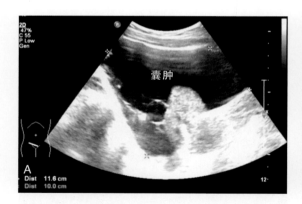

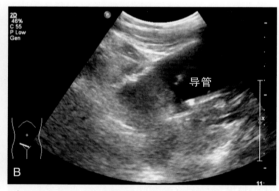

图 9-12 卵巢囊肿术后复发,盆腔可见尺寸为 11.6cm×10.0cm 的不规则囊性肿物,仍经皮穿刺置管引流。

三、盆腔淋巴囊肿的穿刺及硬化治疗

(一)简介

(1)盆腔淋巴囊肿一般发生于盆腔恶性肿瘤淋巴结清扫术后 3 周内,是回流淋巴液在盆腔局部或腹膜后形成的缺乏上皮结构、纤维膜性的假性囊肿。其产生原理是在手术过程中,患者毛细淋巴管容易发生破裂,产生盆腔局部淋巴液积聚,进而形成囊肿。

(2)若囊肿体积较小,则通常不会对周围组织产生影响,可通过淋巴回流而自行吸收,一般无须特殊处理;较大囊肿会压迫周围组织、神经、血管及脏器,引起下腹部不适与疼痛、肾积水、下肢水肿等并发症;感染性淋巴囊肿会引起发热等症状。

(3)无水乙醇硬化治疗原理:无水乙醇注入囊腔后,在囊腔内快速蔓延,促进受损的毛细血管出现炎性反应并快速发生瘢痕化,受损的淋巴管会产生无菌性炎性反应,囊壁与淋巴管微小漏口发生粘连,达到闭合囊腔的作用,也进一步降低囊腔内囊液复发的风险。

(二)适应证

(1)囊肿合并感染。
(2)囊肿较大(直径≥5cm),有压迫症状。

(三)禁忌证

(1)严重出血倾向及凝血功能障碍。
(2)无安全穿刺路径。
(3)患者不能配合。

(四)注意事项(图 9-13 和图 9-14)

(1)硬化治疗方法同肝肾囊肿硬化。
(2)对于髂血管周围的淋巴囊肿,穿刺时要特别注意,切勿损伤血管。
(3)硬化治疗前在囊肿内注入 5~10mL 利多卡因,有助于缓解疼痛。

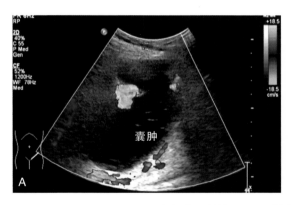 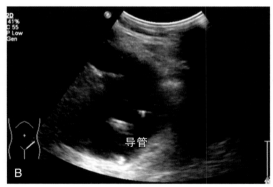

图 9-13　左髂窝淋巴囊肿。CDFI:周边可见血流信号,行经皮穿刺置管引流。

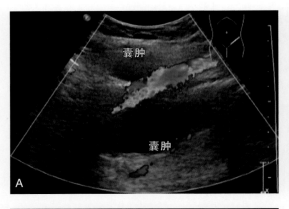

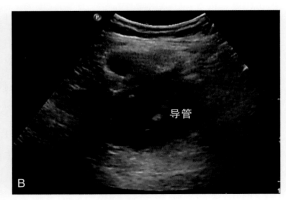

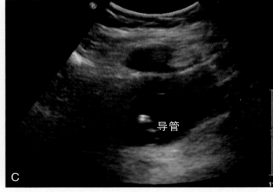

图 9-14 右髂窝淋巴囊肿穿刺置管。(A)左侧髂血管两侧可见淋巴囊肿;(B)经皮穿刺注意避开血管;(C)置入引流管。

第 10 章

术后并发症的治疗

一、术后积液/脓肿

(一)简介

1.术后积液

术后积液是外科手术最常见的术后并发症。

(1)不同外科手术方式在患者病症治疗中所产生的手术效果及影响也存在一定差别。

(2)一些腹腔外科大手术,如肝癌切除术、胰腺手术、胃癌根治术、十二指肠切除术等手术操作步骤复杂,对患者造成的创伤影响较大,再加上对手术医师的操作水平要求较高,导致患者术后并发症及临床死亡率也相对较高,这一问题成为临床治疗和研究的重要内容之一。

(3)术后积液感染会形成脓肿。腹腔脓肿由脓液在腹部被肠袢、内脏、肠壁、网膜或肠系膜等组织结构包裹积聚而形成,多见于术前即有腹腔感染、抵抗力差的患者,手术后未行引流或引流不畅、腹腔出血以及脏器粘连严重、不能彻底引流者也容易发生腹腔脓肿,临床症状主要表现为术后不同程度的发热,严重时导致明显的体质消耗,部分发展为脓毒血症而危及患者生命。

(4)近年来,随着临床医疗技术的不断发展,手术疗效得到明显提升,术后并发症的发生率呈下降趋势,但仍然是影响患者痊愈的重要危险因素之一。

2.术后积液的传统处理方法

术后积液的传统处理方法为保守治疗、手术、盲穿。

(1)腹部外科手术后可能出现不同位置、不同类型的积液或脓肿,术后积液等并发症的发生不仅延长了患者的住院时间,增加了治疗费用,也对患者的术后康复产生较大的影响。

（2）对于一些没有明显腹膜炎表现或感染症状的患者,则多予以保守治疗,但若伴有明显的腹膜炎症状或难以控制的感染等情况,传统治疗方法常为手术,但此类患者由于各种原因通常很难承受再次手术;传统的保守治疗方法通常疗程长、费用高,且疗效不佳,再次手术的风险大、并发症发生率及死亡率高。

（3）无超声引导的盲穿置管风险高,容易损伤周围组织器官而导致新的并发症,并且可能因为置管位置欠佳、引流不畅而导致治疗效果大打折扣,而且对于一些位置较深的小脓肿,盲穿的成功率较低。

3.介入性超声的应用

（1）随着介入性超声发展的日益成熟,以及临床医生对其认识的不断深入,介入性超声在腹部外科术后并发症治疗中的价值越来越受到重视。

（2）超声对于含液性病变的显示非常灵敏准确。超声引导下穿刺置管引流,不仅能够快速实现积液或脓肿的定位穿刺、置管引流,而且安全快捷,并发症少,可使患者在最小创伤的条件下达到较好的治疗效果,尤其是对于一些术后危重患者,可减轻患者痛苦,减少再次手术带来的危险性,帮助患者术后早日康复。

（二）注意事项(图 10-1 至图 10-9)

（1）术前需进行全面的超声检查,正确评估积液量、位置、液体中有无分隔、多处液体之间是否相通及其周围情况等。

（2）对多部位互不相通的积液可采用多点穿刺并分别置管引流,对于脓液稠厚或有坏死组织的脓肿,建议使用粗管引流。

（3）穿刺点及路径的选择

1）原则上不应贯穿任何空腔或实质性脏器,应选择最直接、最短的安全穿刺路径。

2）对于胰腺周围、肠系膜根部等较深位置的积液或脓肿,可用超声探头适当加压将前方的肠管推开后进针。

（4）对于术后胆漏、肠瘘、胰漏等患者,引流管应尽量放置于漏口旁,以便能通畅引流,并减少消化液对其他部位腹腔及脏器组织的污染和损伤。对肠瘘患者引流时, 必要时放置黎氏管(滴水双套管冲洗引流管)。

（5）引流管留置期间可间断用生理盐水冲洗以保持引流管通畅,引流管突然无液体流出时应及时行超声检查判断引流管是否堵塞。

（6）因病情需要需长期携带引流管的患者,若出现不明原因的发热,要注意引流管源性感染,需要更换引流管(图 10-1)。

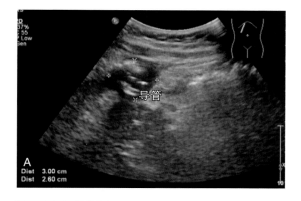

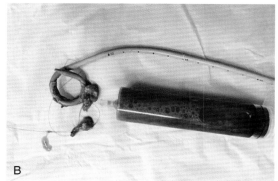

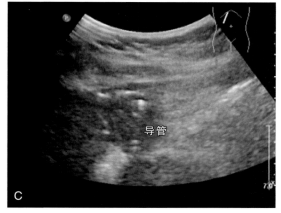

图 10-1　胰十二指肠术后，穿刺置管引流术后 1 个月，间断发热，引流管感染。(A)右上腹引流管；(B)引流管感染；(C)换入新引流管。

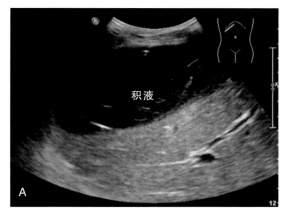

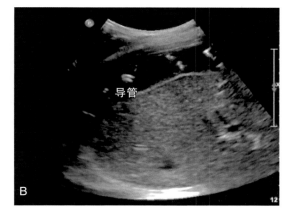

图 10-2　胃穿孔修补术后，右膈下积液(积液内可见较多分隔)，穿刺置管引流。

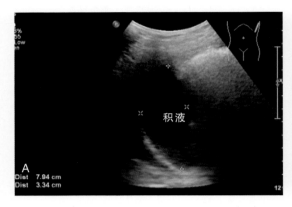
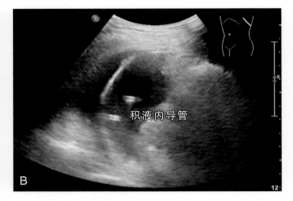

图 10-3　脾切除术后,左膈下积脓穿刺置管引流。

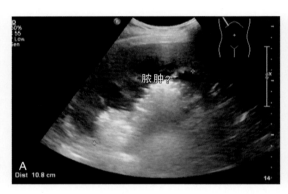
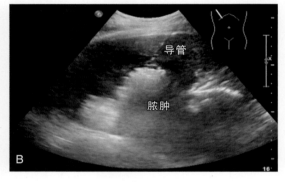

图 10-4　肝癌消融术后,肝右叶消融灶感染形成脓肿,其内可见较多气体样强回声,穿刺置管引流。

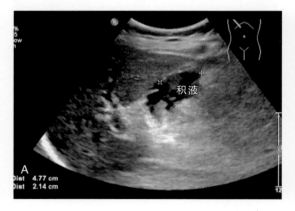
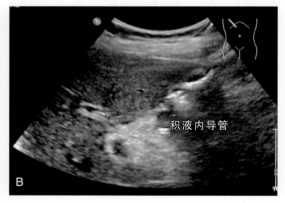

图 10-5　胆囊切除术后发热,胆囊床积脓穿刺置管引流。

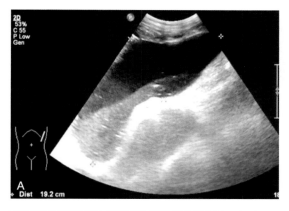

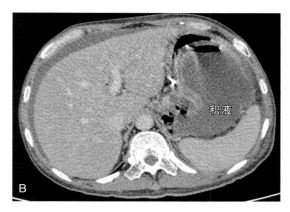

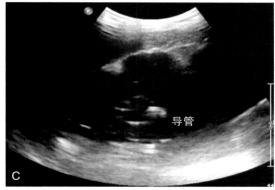

图 10-6 胰十二指肠切除术后 3 年,输入袢梗阻,行十二指肠镜诊疗失败后,出现胃后方脓肿,穿刺置入引流管。

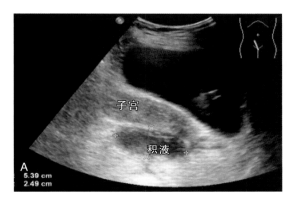

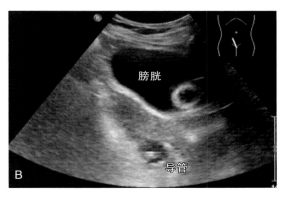

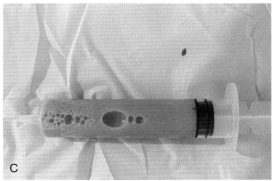

图 10-7 术后残余感染,子宫直肠窝积脓穿刺置管引流。(A)子宫直肠窝脓肿超声表现;(B)经阴道后穹隆穿刺置管;(C)抽出脓性液体 5mL。

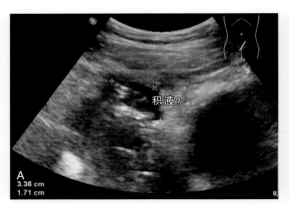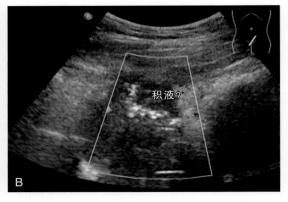

图 10-8　妊娠女性剖宫产后发热 3 周,行子宫切口处脓肿穿刺抽脓。(A)子宫切口处脓肿超声表现;(B)未见明显血流信号。

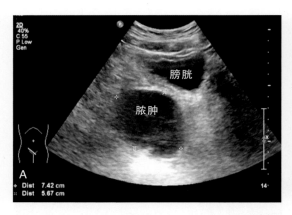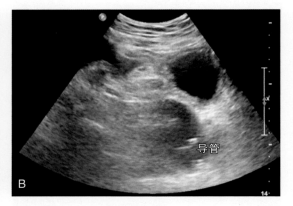

图 10-9　子宫切除术后,盆腔膀胱直肠窝脓肿,行经皮穿刺置管引流。

二、假性动脉瘤栓塞治疗

(一)简介

(1)假性动脉瘤最常见于股动脉旁,血管介入动脉栓塞治疗时需经股动脉穿刺,可能会出现相关并发症,假性动脉瘤是股动脉穿刺术后常见并发症之一。

(2)股动脉假性动脉瘤病因:股动脉管壁部分损伤后形成破裂口,受损动脉破裂口外的血液被周围纤维组织包裹而形成搏动性囊性包块,其无动脉血管壁内、中、外膜三层结构,并非动脉的真性扩张,血液经破裂口往返于血管内外腔之间。

(3)假性动脉瘤多数不能自愈,临床表现主要为周围血管、神经组织压迫而引起疼痛、下肢肿,股动脉穿刺部位出现搏动性肿块,多数伴周围皮肤瘀斑,少数听诊伴有杂音和震颤。若瘤体破裂出血、血栓形成,进而脱落致远端肢体栓塞,则可能导致严重后果,因此一旦确诊应及时处理。

(4)彩色多普勒超声是首选诊断方法,可以显示瘤腔部位、大小、数量及与股动脉相连的瘤颈部。瘤腔内表现为红蓝相间的涡流信号,瘤颈部血流频谱表现为典型的"双期双向"频谱。

(5)超声引导下假性动脉瘤栓塞治疗机制:假性动脉瘤瘤体内注射凝血酶冻干粉溶液,其机制是凝血酶通过正反馈和数种凝血因子活化凝血酶原,将纤维蛋白原转化为纤维蛋白,激活凝血系统而促使假性动脉瘤腔内血栓形成,使瘤腔内血液快速凝固血栓化后堵住破裂口,持久阻断真假腔往返的血流,达到栓塞治疗目的,并对全身凝血系统无明显影响。

(二)治疗方法(图 10-10 和图 10-11)

(1)超声清楚显示假性动脉瘤囊腔位置和瘤颈部,术者一手持超声探头压迫瘤颈部,直至瘤腔内血流信号减少或消失,一手在超声引导下将注射器针头经皮穿刺入瘤体底部,向瘤体内缓慢注射凝血酶冻干粉溶液,超声监测可见瘤腔内不均质实性血栓形成,血流信号逐渐减少,直至瘤腔内血流信号完全消失。

(2)一般凝血酶冻干粉用量为 1000 U 溶于 5mL 生理盐水,若假性动脉瘤瘤腔过大或有多个瘤腔,凝血酶冻干粉溶液可加量。

(3)治疗后行局部加压包扎,第二天复查彩色超声评估栓塞疗效、有无新发瘤腔、受压股动脉血流情况等。

(三)注意事项

(1)如果假性动脉瘤瘤腔内血流速度较大,注射凝血酶冻干粉溶液时,若先注射瘤颈部,则血栓不易形成,容易被血流冲散,因此应该首先注射瘤体底部,然后再缓慢注射瘤体中部,使形成血栓缓慢充满瘤体,同时将超声探头适当加压,压迫瘤颈部。

(2)注意凝血酶冻干粉溶液要注射于假性动脉瘤瘤体内,不可注射于破损动脉内。

(3)治疗后即刻超声检查假性动脉瘤周围动脉及静脉是否通畅,观察有无血栓形成。

(四)并发症及处理

急性血栓形成是最严重并发症,其原因可能是瘤颈宽而短、注射高浓度凝血酶等,因此治疗过程中要谨慎操作,穿刺针应远离瘤颈,尽可能阻断载瘤动脉与瘤体间血流,注射适量的凝血酶。

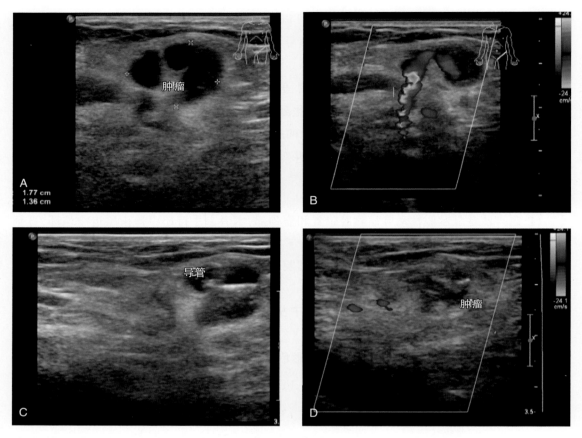

图 10-10　左侧股总动脉穿刺术后，其前方出现假性动脉瘤。(A)左侧股总动脉前方假性动脉瘤，尺寸约为 1.77cm×1.36cm；(B)可见血流信号与股总动脉相通；(C)经皮注射凝血酶冻干粉溶液；(D)治疗后超声复查假性动脉瘤内无血流。

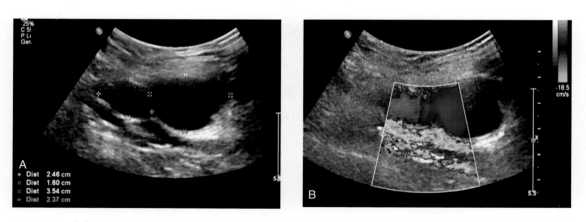

图 10-11　右侧股总动脉前方假性动脉瘤栓塞治疗。(A)右侧股总动脉前方假性动脉瘤超声表现，可见尺寸约为 2.46cm×1.60cm、3.54cm×2.37cm 的两个瘤腔；(B)腔内可见混杂血流信号。（待续）

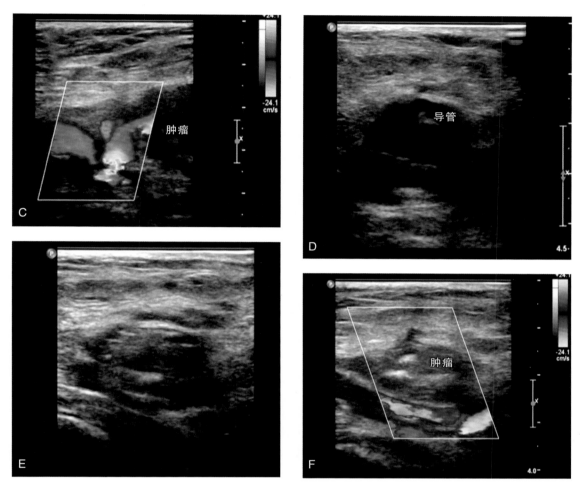

图 10-11（续）　（C）瘤颈部可见血流信号与股总动脉相通；（D）经皮注射凝血酶冻干粉溶液；（E）瘤腔内可见中等回声充填；（F）超声复查假性动脉瘤内无血流。

第 11 章

肿瘤消融治疗

一、肝肿瘤消融治疗

(一)简介

1.肝脏的分段

熟悉肝脏的分段,对肝脏肿瘤精确定位有重要意义。

根据 Couinaud 肝区分段法,基于肝脏血管(门静脉及肝静脉)解剖位置,将肝脏分为 8 个叶段:肝右静脉将肝脏分为右前段和右后段;肝中静脉将肝脏分为左叶和右叶;肝左静脉将肝左叶分为内侧段和外侧段;门静脉将肝脏分为上、下段。

肝脏分段的具体表述方式为:肝尾状叶(S1)、左外侧叶上段(S2)、左外侧叶下段(S3)、左内侧叶(S4)、右前叶下段(S5)、右后叶下段(S6)、右后叶上段(S7)、右前叶上段(S8)。

2.超声引导下肝脏恶性肿瘤介入性治疗方法

(1)化学性治疗方法:包括无水乙醇、醋酸等注射疗法。

(2)物理性治疗方法:包括射频消融治疗、微波治疗、高强度聚焦超声、激光等热治疗方法和冷冻方法(氩氦刀)。

(二)超声引导下经皮无水乙醇注射(PEI)治疗

1.优缺点

(1)优点是侵袭性小,简单易行,费用低廉,依从性好等。

(2)缺点是治疗过程中无水乙醇的不定向、不均匀弥散等原因,造成疗效不确定、肿瘤不能完全消融、容易复发等问题。

(3)PEI 对转移性肝癌的疗效明显低于原发性肝癌,原因有以下两个方面:

1)大部分肝转移癌肿瘤本身硬度明显高于周围正常肝组织,而原发性肝癌对于硬化的肝组织来说肿瘤本身相对较软。相比之下,肝转移癌对乙醇扩散的相对阻力明显大于原发性肝癌,使注入的乙醇更易扩散至周围肝组织,造成乙醇在病灶内弥散的不均匀性和不确定性。

2)大多数肝转移癌常同时伴有全身广泛转移。

2.适应证

(1)原发性小肝癌,直径≤3cm,数目不超过 3 个,也可用于体积较大的肿瘤。

(2)复发性肝癌反复治疗。

(3)与手术切除联合应用,主瘤手术切除+子灶乙醇消融治疗。

(4)与 TACE 联合应用,或与射频、微波消融联合应用,提高局部疗效。

(5)作为肝移植供体等待期的桥梁治疗手段。

3.禁忌证

(1)严重的出血倾向或凝血功能障碍。

(2)肝功能较差,已达 Child C 级。

(3)大量腹水。

4.操作技巧

(1)一般在局部麻醉下进行,超声引导下将 21G 或 18G 穿刺针刺入肿瘤深部边缘,由深至浅逐步推注乙醇,超声可实时观察到乙醇注入和弥散过程产生的强回声反射。

(2)为保证疗效,需多点次、多方位进针,或一次进针后多方位注射。注射乙醇后,小肝癌瘤区回声均匀增强,而大肝癌瘤区普遍出现斑块状强回声。此时,应再继续注射适量乙醇,至穿刺注射各区域内部达到一定压力后结束注射。但当注射过程中患者出现剧烈腹痛,注射暂停后不缓解,超声显示乙醇进入胆管、血管或周围正常肝组织时,应立即停止注射。

(3)每次注射量为相当于肿瘤体积的乙醇量。

$$肿瘤体积(mL)=(长径×短径×短径)/2$$

每周 2 次,共注射 3~4 次,一次注射总量不能超过 50mL。总量超过 50mL 时,需分次注射,2 次间隔时间 3~5 天。一般直径≤3cm 的病灶,每次 2~10mL,共注射 4~6 次。直径>3cm 的病灶,注射量和注射次数相应增加。

(4)治疗后为防止乙醇沿针道外溢而引起腹膜刺激症状,应采取分段退针或一边退针一边推注少量利多卡因等局部麻醉药的退针方法。

5.注意事项

(1)对于特殊部位(如邻近膈顶、外生型、邻近危险脏器、肝门部肿瘤、淋巴结转移瘤),或穿刺路径上有不可避开的大血管的肿瘤,或肝脏其他部位需手术切除的肿瘤,可将腹腔镜或开腹手术与微波或射频消融联合应用。

(2)绝对避免将针尖穿刺到重要器官中(如胆囊、胆管)直接注射乙醇。

(3)减少穿刺次数,减少出血和肿瘤种植转移的机会。

(4)因为疗效的不确定性,目前该方法已经较少单独使用,常和其他治疗方式联合使用。

(三)射频或微波消融术

1.射频消融(RFA)与微波消融简介

射频与微波消融在原理上稍有不同,但在肿瘤消融实际操作时差别不大。

(1)射频消融

1)基本原理是用热能损毁肿瘤组织。在治疗时将射频电极针插入肿瘤组织内,发生器产生450~550kHz射频波时,肿瘤组织中的离子随着电流方向的改变而改变,以此产生高速的离子震荡,离子相互摩擦而产生热能,可使局部温度达到90℃~120℃,使肿瘤组织细胞脱水、凝固性坏死,以达到彻底杀灭肿瘤的目的(图11-1和图11-2)。

2)在杀灭肿瘤细胞的同时,射频消融的热效应可使肿瘤周围组织的血管组织凝固,形成一个反应带,使之不能向肿瘤供血而防止肿瘤转移。

(2)微波消融(图11-3)

1)在细胞内外液中含有大量的离子、水和蛋白质等极性分子,在交变电场的作用下,这些极性分子发生极化旋转或震动,从而产生热效应。

2)微波是一种频率为300MHz~300GHz的高频电磁波,微波消融就是将一根特制微波针(图11-4)经皮穿刺到肿瘤中心区域,微波针释放的微波磁场可以使周围的分子高速旋转运动并摩擦升温,从而使组织凝固、脱水坏死,达到治疗的目的。

3)研究结果显示,肝组织在54℃ 1分钟或60℃即刻发生不可逆坏死,肿瘤细胞耐热性更差。

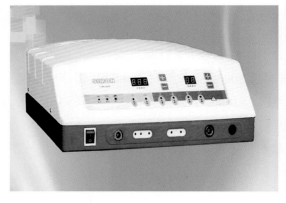

图11-1 射频治疗仪。

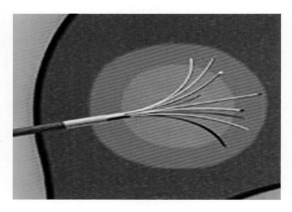

图11-2 RFA治疗示意图。

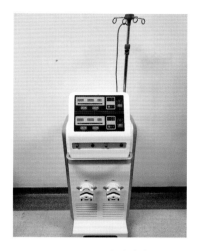

图 11-3　微波治疗仪。

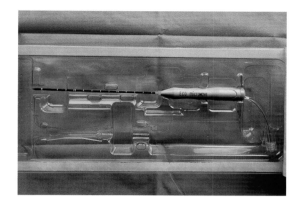

图 11-4　微波消融针（14G,18cm,60W）。

2.适应证

(1)肿瘤不能耐受手术或拒绝手术者。

(2)肿瘤数目单发时最大径≤5cm，多发时数目少于 3 个，最大肿瘤直径≤4cm。

(3)肝肿瘤位置不佳,不适宜手术切除者。

(4)肝脏肿瘤切除术后复发者。

(5)无肝外转移病灶或门脉癌栓者。

(6)肝功能 Child A 或 B 级。

3.禁忌证

(1)弥漫性肝癌,合并癌栓者。

(2)严重心、肺、肾功能不全,肝功能衰竭,体质过度衰弱。

(3)不可纠正的凝血功能障碍(血小板 PLT<30×10^9/L,凝血酶原时间>30s)。

(4)活动性感染者。

(5)装有心脏起搏器者及严重的大动脉瘤患者应慎重,须在专科医生监护下进行。

4.知情同意书

(1)麻醉相关风险,心脑血管意外。

(2)可能出现肝脏出血、腹腔出血、血肿。

(3)肿瘤不能完全消融、过度消融正常组织、肿瘤复发转移,针道种植转移,病灶出血导致肿瘤播散转移。

(4)损伤病灶毗邻脏器,甚至穿孔,如穿破胸膜引起血胸、气胸、胸腔感染,胆管损伤导致梗阻性黄疸,肠道损伤甚至穿孔;误伤大血管引起大出血等,有可能需要手术治疗,甚至有生命危险。

(5)术后出现疼痛或顽固性肋间神经痛。

(6)术后出现发热、疼痛、恶心、呕吐等反应。

(7)术后出现感染,可能形成肝脓肿,甚至出现菌血症、脓毒血症。

(8)术后出现肝功能衰竭、黄疸、腹水、低蛋白血症等。

(9)其他可能发生的无法预料或难以防范的并发症。

5.治疗途径

(1)经皮治疗途径

具有创伤小、患者痛苦少、易于反复治疗、价格低廉等优点。

(2)术中及经腹腔镜途径(图 11-5 至图 11-7)

1)不仅能发现和治疗术前影像检查未能检测到的小肿瘤,还可同时应用 Pringle 操作(即暂时阻断肝动脉和门静脉血流的方法)增加消融坏死灶的体积,并且可以通过一些外科操作,治疗肝脏边缘或危险部位的肿瘤。

2)对于经皮消融困难的病灶,如邻近膈肌、腹膜、肝右后叶等特殊部位以及邻近肠道、胆囊等空腔脏器的肿瘤,可选择术中或腹腔镜途径消融,术中可游离肝脏后,使用纱垫保护周围组织脏器。

3)对于多发性肿瘤,术中可在切除较大肿瘤后,再消融较小病灶,从而避免大范围肝切除引起的肝功能衰竭。

4)消融针进针更加灵活和直观,可以穿刺到经皮无法达到的部位。

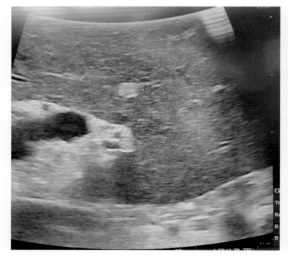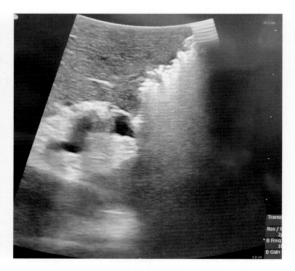

图 11-5　术中超声发现小肝癌,行术中超声探头引导下消融。

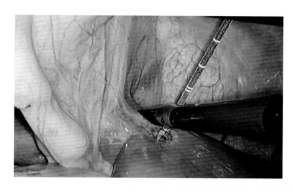
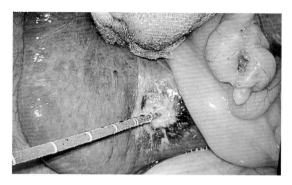

图 11-6　腹腔镜直视下,行腹腔镜超声探头引导下肝脏肿瘤消融。

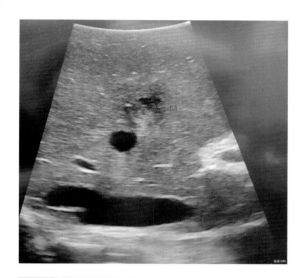
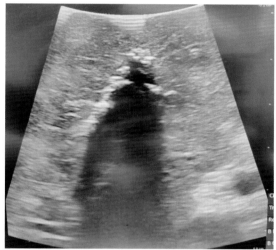

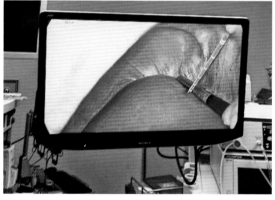
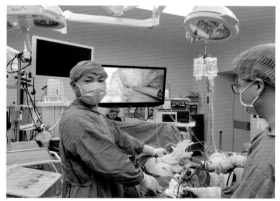

图 11-7　术中腹腔镜超声探头引导下,行肝脏小转移灶消融。

6.操作技巧

(1)患者一般取平卧位或侧卧位,充分暴露穿刺部位,消融在基础麻醉或静脉复合麻醉下进行。

(2)对于靠近大血管、重要管道或结肠的肝癌,可选择消融+超声引导下无水乙醇注射,无水乙醇可在超声引导下注射到不能消融的危险部位肿瘤,建议先消融再注药,不可在消融前注射无水乙醇,否则无水乙醇加热后会沿针道溢出,容易引起烫伤。

(3)靠近肝脏表面的肿瘤,可考虑通过建立人工胸腔积液、人工腹水方法保护膈肌、肠管等重要脏器组织,采取穿刺针或置入中心静脉导管等方法注水,注入液体量根据具体情况而定,以预留出安全消融范围为目的。

(4)微波功率选择在合理范围(一般50~60W),原发性肝癌消融,消融灶应超过肿瘤边缘1cm;转移性肝癌消融,消融灶应超过肿瘤边缘1.5cm。而实际工作中,术者通常会不自觉地在安全范围内增大消融范围,以尽可能做到肿瘤的完全灭活。

(5)一次消融结束退针时,注意要消融针道,一边退针一边消融针道,此时设置微波功率40W,并以1cm的间距缓慢退针凝固针道,达到止血和防止潜在的肿瘤针道转移的目的。

(6)对于直径>4cm的病灶,消融范围需完全覆盖病灶及安全范围,需行多灶重叠消融,术中根据病灶的不同大小制订布针方案,多建议采用正五棱柱法消融7个灶,即病灶的后前左右下中上7个点位消融。对于直径>5cm的病灶,建议多针联合消融,可快速整体灭活肿瘤。

7.注意事项(图11-8至图11-10)

(1)消融治疗前应进行常规超声、增强CT/MRI和超声造影检查,确定病灶的数目、大小、部位,完善各项化验室检查,并制订严谨的消融治疗方案。消融前后都需要常规进行超声造影,消融前超声造影明确肿瘤定位,并且有可能发现小肿瘤或肿瘤子灶,消融后超声造影可立即评估消融效果,对消融不满意的肿瘤部分立即补充治疗。

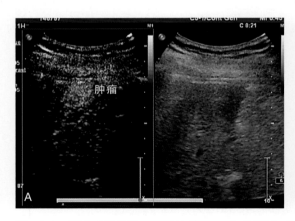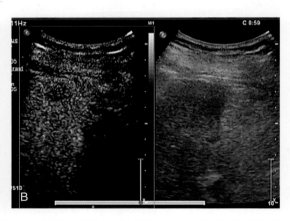

图11-8 肝右叶转移性肝癌微波消融。(A,B)肝右叶边缘S8段低回声结节,超声显示欠清,超声造影显示清晰,呈"快进快退"典型表现。(待续)

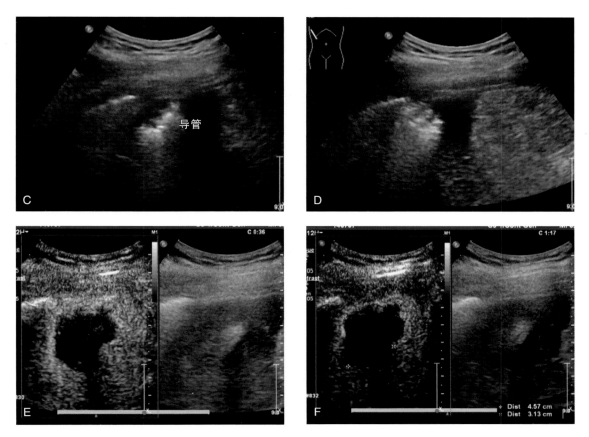

图 11-8(续)　(C,D)消融针经皮经肝穿刺,消融灶弯曲覆盖肝右叶结节;(E,F)术后超声造影复查,消融完全。

(2)单个较大肿瘤应从其远端深部开始向近端浅部逐步消融治疗,多发肿瘤的消融要从远端深部的肿瘤开始,然后治疗近端浅部肿瘤;若治疗顺序不正确,如首先治疗近场肿瘤,则会导致远场肿物因强回声团遮挡而显示不清。

(3)对于供血丰富的肿瘤,首先要灭活供瘤血管或肿瘤血运丰富的部分,术前超声造影可确定。

(4)对于特殊部位,如邻近大血管、横膈、胆囊及胃肠道等部位的肿瘤,治疗时应格外小心,并采取一些方法避免严重并发症的发生,可选择采用开腹或腹腔镜途径消融;对位于膈顶部或被膈角处肺气遮盖的肿物,常规超声常显示不清病灶位置,可采取以下两种方法解决:①调整患者呼吸,在屏气状态下穿刺,但此方法不适用于呼吸配合过差及高龄患者;②建立人工胸、腹水。

(5)实时监测以保证治疗过程中有足够的温度(但不能过热,以无炭化为准)、足够的时间(需要足够的时间使热量向周围传导,以达到最大的消融范围)、适合的阻抗值(阻抗应控制在40~70Ω 的合理范围,当>70Ω 时容易炭化)。

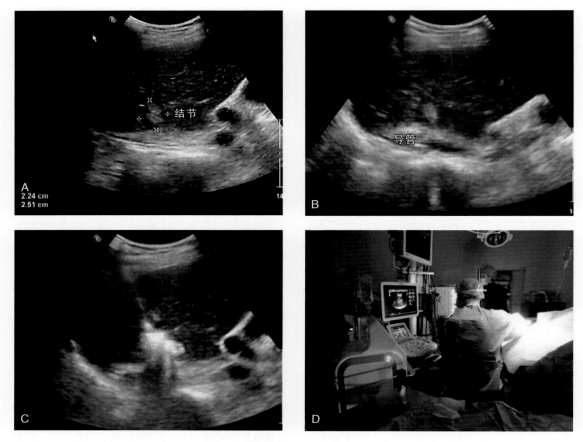

图 11-9　肝脏边缘转移性肝癌微波消融。(A)超声显示肝右叶边缘 S6 段中等回声结节,周边可见低回声晕;(B)超声引导下穿刺针经皮经肝穿刺至肝细胞癌肝脏后方,注射生理盐水形成隔离带;(C)消融针经皮穿刺肝细胞癌,消融灶覆盖肝细胞癌;(D)消融治疗中。

(6)注意热沉降效应,即当消融位于大血管附近的肿瘤时,热量被血流带走,使得局部温度明显降低,易造成治疗不完全,因此可将功率调至较小范围(40~50W),然后长时间消融,功率过大有损伤血管出血风险。

(7)术中疗效评价:术中超声实时监测消融时结节内部回声变化,观察结节逐渐被强回声完全覆盖,且彩色多普勒超声检查治疗区无血流信号,但常规超声评价消融范围价值有限,建议以超声造影显示的无增强区作为评价消融效果的依据。

(8)术后几天进行常规超声检查、超声造影检查和肝功能检查。术后 1、3、6、12 个月及以后每 6~12 个月随访复查超声造影或增强 CT/MRI。

(9)无手术切除机会的大肝癌(直径>4cm)或多发大肝癌,也可行肝动脉化疗栓塞联合射频消融术,常规先行肝动脉化疗栓塞,然后在超声造影指导下即时行射频消融术,或 2 周后再行射频消融术。

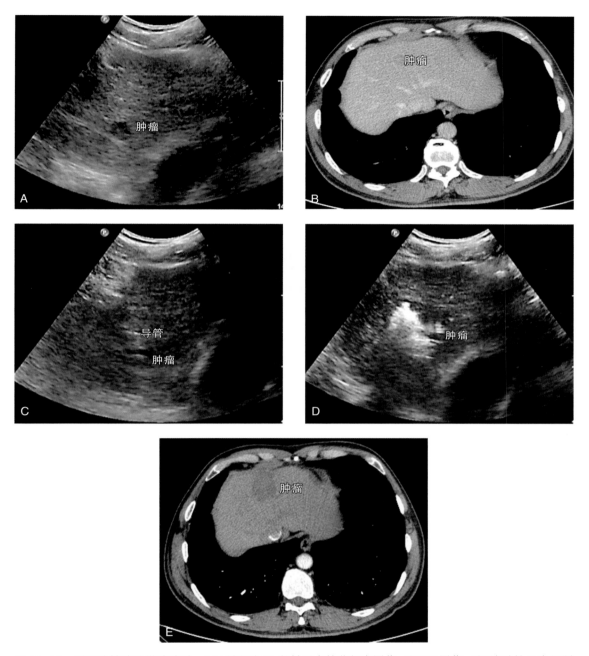

图 11-10　肝左叶转移灶微波消融。(A)肝左叶 S2 段低回声结节超声图像；(B)CT 图像；(C)消融针经皮经肝穿刺肝左叶转移灶；(D)消融灶覆盖肝左叶结节；(E)术后 CT 复查，显示肝左叶消融灶。

8.并发症及处理

见表 11-1。

表 11-1　并发症及处理

并发症	常见原因	处理方法
出血	血管损伤、肝损伤、肿瘤破裂、患者凝血功能障碍	少量可不予处理,大量予置管引流,补液及血管栓塞治疗
感染、肝脓肿	高龄、糖尿病、胆系感染	抗生素治疗,肝脓肿置管引流
肠穿孔	病灶邻近肠管,有上腹部手术史,肠管粘连,未采取保护措施	注意预防,有积液时置管引流,一般内科保守治疗,严重者手术治疗
胆囊炎、胆心反射	病灶邻近胆囊	抗感染治疗,严重者 PTGD
胆管狭窄、胆汁瘤	损伤胆管	保肝等内科治疗,严重者 PTCD/置管引流
胸腔积液、气胸、血胸、脓胸	病灶邻近膈肌,进针位置过高损伤膈肌	少量可观察,多量置管引流/胸腔闭式引流
针道转移	退针时针道消融不足、或温度不够,肿瘤位置表浅或恶性程度高	注意预防,可再次消融治疗
持续疼痛	邻近膈肌、韧带、肝脏表面等	注意预防,止痛对症治疗
肾上腺危象(低血压、低体温、虚脱、休克)	病灶邻近肾上腺	注意预防,对症内科治疗

(1)常见并发症有发热、腹痛、恶心、肝功能异常、动静脉瘘等,一般无须处理或对症处理即可,数日后可消失。

(2)出血、血肿

1)少量出血可无须处理或静脉补液治疗,大量出血可能损伤肝动脉,必要时行肝动脉栓塞治疗。

2)如果针道渗血,可用消融针再次凝固出血针道,或将凝血酶冻干粉溶液(或医学生物胶)在超声引导下缓慢推注于渗血针道周边,有助于止血,超声造影有助于诊断和准确定位出血部位。

3)对少量血肿可不予处理,对较大血肿可予穿刺置管引流、止血、输血等对症治疗。

(3)少量患者可有胆管损伤,多发生于近肝门部肿瘤,可于消融前行经皮肝穿刺胆道引流术,消融过程中经引流管缓慢灌注冰生理盐水预防胆管损伤。

(4)少数患者有皮肤烫伤可能,消融时退针凝固针道及肿瘤位于肝脏表面是其主要诱因,因此,退针凝固针道及消融肝脏表面肿瘤时,应进行超声实时观察,防止消融强回声区波及腹壁。对皮肤烫伤严重的患者,沿烫伤针道切开皮肤和皮下组织,彻底清除烫伤坏死组织。若仅针道皮肤烫伤,可不予处理,数周内可自愈。

二、甲状腺结节消融治疗

(一)甲状腺的解剖关系

1.甲状腺的局部解剖

(1)呈"H"形,分为左、右两个侧叶和峡部。侧叶位于喉下部和气管上部的前外侧,上极平甲状软骨中点,下极至第 6 气管软骨,峡部位于第 2~4 气管软骨前方,50%可能自峡部向上伸出一个锥状叶。

(2)甲状腺表面覆有两层结缔组织被膜:

1)内层称为纤维囊(真被膜),包裹腺组织并随血管、神经伸入腺实质。

2)外层称为甲状腺鞘(外科囊),由颈深筋膜中层的气管前筋膜形成。

(3)甲状腺前面由浅入深依次为皮肤、浅筋膜、颈深筋膜浅层、舌骨下肌群和气管前筋膜,峡部前方正中宽约 0.5~1.0cm 处无肌肉覆盖。

(4)侧叶的后内侧紧临喉和气管、咽和食管及喉返神经;侧叶的后外侧与颈动脉鞘及颈交感干相邻,鞘内包裹颈总动脉、颈内静脉和迷走神经。

2.甲状腺的动脉

(1)甲状腺上动脉:多数起自颈外动脉起始部的前面,伴喉上神经外支向前下方,至侧叶上极附近分为前、后两腺支。前腺支沿侧叶前缘下行,分布于侧叶前面,并有分支沿甲状腺峡的上缘与对侧支吻合。后腺支沿侧叶后缘下行,与甲状腺下动脉的升支吻合。

(2)甲状腺下动脉:多数起自锁骨下动脉的甲状颈干,沿前斜角肌内侧缘上行,在颈动脉鞘与椎动脉之间弯向内下,近甲状腺侧叶下极再弯向上内,至侧叶后面分为上、下支。

(3)甲状腺最下动脉:出现率约为 10%,多起自头臂干、主动脉弓等,沿气管前方上升,达峡部,参与甲状腺动脉之间在腺内外的吻合。

3.甲状腺的静脉

(1)甲状腺上静脉:与同名动脉伴行,汇入颈内静脉。

(2)甲状腺中静脉:自甲状腺侧叶外侧缘穿出,横过颈总动脉前方,汇入颈内静脉。

(3)甲状腺下静脉:自甲状腺侧叶下极穿出,经气管前下行,汇入头臂静脉。

4.相关重要神经

(1)喉上神经

1)迷走神经的分支,起自迷走神经下神经节,沿颈内动脉与咽侧壁之间下行,一般在舌骨大角处分为内、外两支。

2)内支伴喉上神经穿甲状舌骨膜入喉,分布于声门裂以上的喉黏膜。外支伴甲状腺上动脉行向前下方,在距甲状腺侧叶上极约1cm处,与动脉分开,弯向内侧,支配环甲肌及咽下缩肌。

(2)喉返神经

1)迷走神经的分支,左喉返神经勾绕主动脉弓,右喉返神经勾绕右锁骨下动脉,两者均沿气管与食管之间的沟内上行,至咽下缩肌下缘、环甲关节后方进入喉内,其运动支支配除环甲肌以外的所有喉肌,感觉分支分布于声门裂以下的喉黏膜。

2)左喉返神经较长,位置较深,多行于甲状腺下动脉的后方;右喉返神经较短,位置较浅,多行于甲状腺下动脉的前方,两者入喉前都经过环甲关节后方,故甲状软骨下角可作为寻找喉返神经的标志。

3)单侧喉返神经损伤,患侧声带麻痹,引起声音嘶哑,但无呼吸障碍或窒息的危险;双侧喉返神经损伤,可使双侧声带麻痹,导致严重呼吸困难。

(二)甲状腺结节微波消融治疗

1.评估要点

良恶性是甲状腺结节的评估要点。

术前甲状腺结节的定性诊断,决定了需要进一步采取的处理方案,目前对恶性的甲状腺结节的治疗方式仍然以手术为主,是否推荐消融治疗临床尚有争议,因此目前甲状腺结节消融治疗的适应证以良性结节为主。

2.适应证

(1)病理诊断为良性甲状腺结节,并且有以下表现:结节最大径≥2cm,结节呈进行性生长,实性部分不少于结节体积的20%。

(2)有临床症状的良性甲状腺结节(如颈部胀痛、异物感、喉部不适感、压迫症状者)。

(3)不能耐受手术或拒绝手术者。

(4)结节影响患者美观。

(5)自主功能性结节引起甲状腺毒性症状。

(6)患者思想顾虑过重,影响正常工作生活且拒绝临床观察。

3.禁忌证

(1)绝对禁忌证

1)严重的心肺等重要脏器功能不全,体质过度衰弱。

2)不可纠正的凝血功能障碍。

（2）相对禁忌证

1）结节<5mm。

2）结节所在部位对侧声带功能不正常。

3）尽管活检病理结果考虑良性，但超声图像有恶性特征者（如结节长径大于宽径、显著低回声结节、内有微钙化、边界不清）。

4）既往曾行颈部手术或者放疗。

4.知情同意书

（1）麻醉相关风险，麻醉并发症，心脑血管意外。

（2）疼痛，食管、气管损伤可能。

（3）术中、术后伤口渗血、出血、血肿等，压迫气管导致窒息，需行伤口切开、手术可能，偶尔可发生出血性休克。

（4）术后感染、发热可能。

（5）因肿瘤多发或较大，需姑息或分次治疗；结节恶性可能，需再次手术可能。

（6）由于位置不佳，消融安全范围不足，造成局部残留，术后复发可能。

（7）超声引导经皮消融，只能消融治疗超声能够显示到的肿瘤。

（8）神经、血管及邻近器官损伤，如喉返神经、喉上神经损伤，术后出现饮水呛咳、声音嘶哑；甲状旁腺损伤，术后低钙抽搐可能。

（9）该治疗部分耗材不在医保报销范围。

5.操作技巧（图 11-11 至图 11-14）

（1）患者取平卧位，颈后部适当垫高，头后仰，充分暴露颈部，一般采用经峡部入路穿刺，消融在局部麻醉下进行，微波功率 20~30W。治疗过程中对患者进行心电监护，注意生命体征变化。

（2）于甲状腺周围注射液体隔离带，尤其是当结节靠近迷走神经、喉上神经、喉返神经、气管、血管、食管等重要结构时，使用 21~22G 细针，液体为利多卡因与 0.9% 生理盐水 1:1 混合

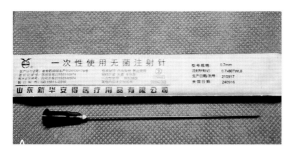
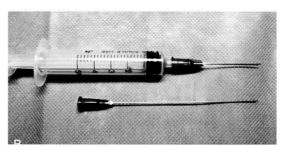

图 11-11　注射液体隔离带所用一次性使用无菌注射针。

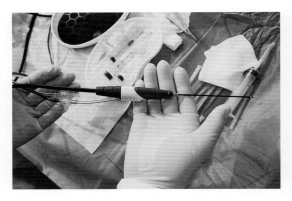

图 11-12　甲状腺微波消融针。

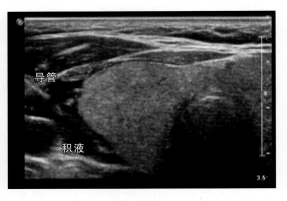

图 11-13　甲状腺周围注射液体隔离带。

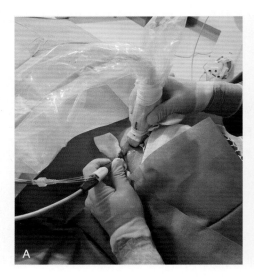

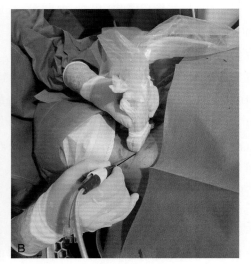

图 11-14　超声引导下行甲状腺结节微波消融。

液或生理盐水,目的是降低消融过程中对周围组织的热损伤。

（3）甲状腺上极、下极分别靠近喉上神经和喉返神经,超声难以显示上述神经,因此消融时需要根据解剖部位判断神经走行,注意避免损伤神经,液体隔离带可降低神经损伤风险。

（4）甲状旁腺位于甲状腺后方,常规超声也难以显示,因此,当目标结节靠近甲状腺后方时注意避免损伤甲状旁腺,消融时注意针尖位置和消融范围。由于甲状腺质地柔软,消融针刺入结节后可向安全方向牵扯,使消融灶远离危险部位(图 11-15)。

（5）术中患者说话、咳嗽、吞咽等动作可能会引起消融针尖位置的变化,术前嘱咐患者消融时尽量配合避免进行上述动作,患者难以忍受时可拍床,暂停消融后再行上述动作。

（6）术中在消融间歇,可间断与患者交流,判断患者有无不适、声音嘶哑或失声等情况发生,及时发现问题,注意预防与及时处理。

6.注意事项

(1)因为甲状腺对疼痛不敏感,因此甲状腺结节的消融在局部麻醉下进行,一般可在门诊治疗,无须住院,若患者合并症多,则建议住院消融治疗。

(2)术前超声检查要明确结节的大小、数目、位置、形态、血流、与周围组织毗邻关系等,确认安全穿刺路径及消融范围(图 11-16 和图 11-17)。

(3)消融结束后通过超声检查甲状腺周围有无异常积液或血肿形成,确认无活动性出血后,对患者颈部再次消毒,使用无菌敷料覆盖后让患者按压局部 15 分钟。

(4)术后 3 天内行常规超声检查和甲状腺功能检查,消融靠近甲状旁腺的结节或消融甲状

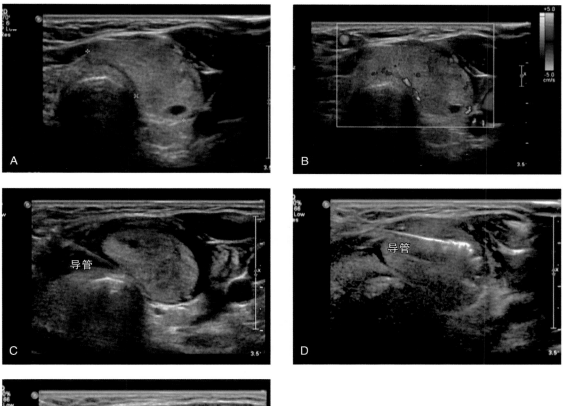

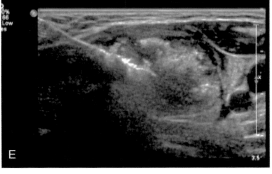

图 11-15　甲状腺右叶结节微波消融。(A)甲状腺右叶可见尺寸为 2.63cm×1.40cm 的中等回声结节;(B)其内及周边可见血流信号;(C)于甲状腺右叶周围注射液体隔离带;(D)消融针经皮穿刺右叶结节;(E)多点次消融,从深部一边退针一边消融。

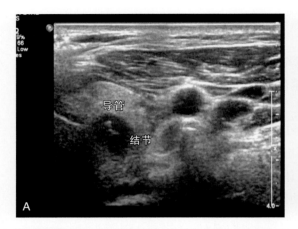

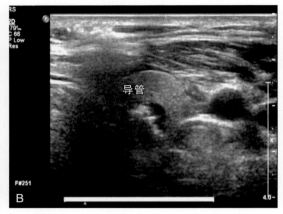

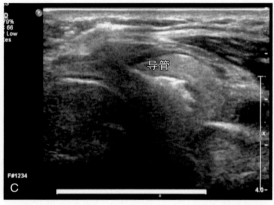

图 11-16 甲状腺右叶结节消融。(A)消融针经皮穿刺右叶结节;(B,C)消融灶覆盖低回声结节。

旁腺肿物时要注意术后血钙、磷变化。术后 1、3、6、12 个月及以后每 6~12 个月随访复查超声及进行甲状腺功能检查。

7.并发症及处理

(1)术后常见并发症有轻度疼痛、低热、颈部不适、局部血肿、声音嘶哑、饮水呛咳等,一般无须处理或对症处理即可,数日后可自行消退;声音嘶哑和饮水呛咳严重者可行药物治疗、理疗、饮水和发音训练,1~3 个月后可好转。

(2)少量患者有甲状腺功能减低可能,术后 6 个月出现,表现为颈部肿胀,超声显示甲状腺弥漫型肿大但未发现结节,甲状腺功能检查提示甲状腺功能减低。

(3)少数患者患者有臂丛神经损伤可能,表现为手部小指麻木和感觉减弱,2 个月后逐渐恢复。

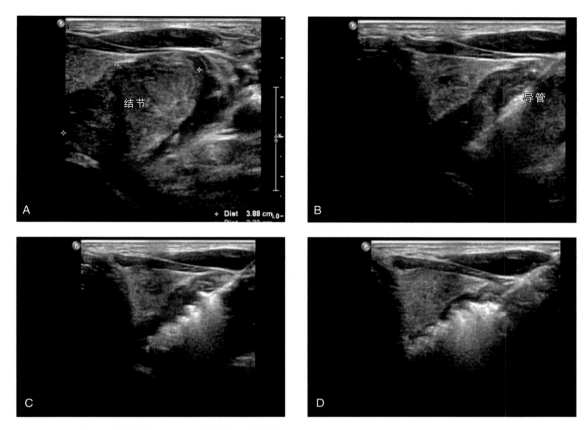

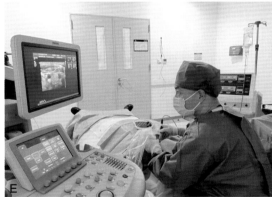

图 11-17　甲状腺右叶结节微波消融。

三、子宫肌瘤微波消融治疗

(一)子宫肌瘤与子宫腺肌瘤的术前常规超声造影检查

1.子宫肌瘤

表现为假包膜环状高增强,随后肌瘤内部造影剂呈放射状充填,内部呈均匀等增强或低增强,部分呈不均匀增强,增强晚期早于肌层消退,在造影剂消退时与周边有明显边界。

2.子宫腺肌瘤

首先瘤体血管有造影剂进入并出现短线状增强,达峰后整个瘤体呈现不均匀性低或等增强,造影剂消退时瘤体内部呈低增强,与周边肌层分界不清,造影增强过程中无周边环状增强,与周边没有明显边界。

3.两者区别

子宫肌瘤为假包膜的肿瘤,假包膜的形成是由于肌瘤压迫周围肌壁纤维。在假包膜处有较粗大的血管网,故造影早期时子宫肌瘤为假包膜血管环状灌注,随分支进入瘤体内部,达峰时整个瘤体呈均匀性或不均匀性高增强。造影消退时因子宫肌瘤假包膜血管网内造影剂停留时间长,消退较瘤体内部慢,导致子宫肌瘤在造影消退时表现为周边环状稍高增强,内部呈低增强,与周边肌层有明显边界。

(二)适应证

(1)未生育或已婚已育但强烈要求保留子宫。

(2)肌壁间肌瘤直径>5cm 且<10cm,黏膜下肌瘤直径>2cm,宽蒂浆膜下肌瘤直径>5cm 且<10cm、蒂部宽>4cm。

(3)经其他方法治疗后肌瘤及其相关症状复发,拒绝手术者。

(4)拒绝手术切除子宫,有安全穿刺路径。

(三)禁忌证

(1)严重的出血倾向及凝血功能障碍(血小板计数<50×10^9/L,凝血酶原时间>25s)。

(2)妊娠期、哺乳期、月经期。

(3)肌瘤紧临肠管、膀胱、大血管等重要组织器官,且无法分开。

(4)有未被控制的盆腔炎及阴道炎症。

(5)细蒂浆膜下肌瘤。

(6)心、肝、肾等重要器官功能障碍。

(7)宫颈 TCT 检查发现癌细胞或子宫颈 CIN 3 级以上。

(8)肌瘤短期增长迅速,不能除外恶性。

(四)注意事项(图 11-18)

(1)术前放置尿管并夹闭,术中可随时调节尿量,有助于超声清晰显示子宫肌瘤及行超声引导下穿刺。

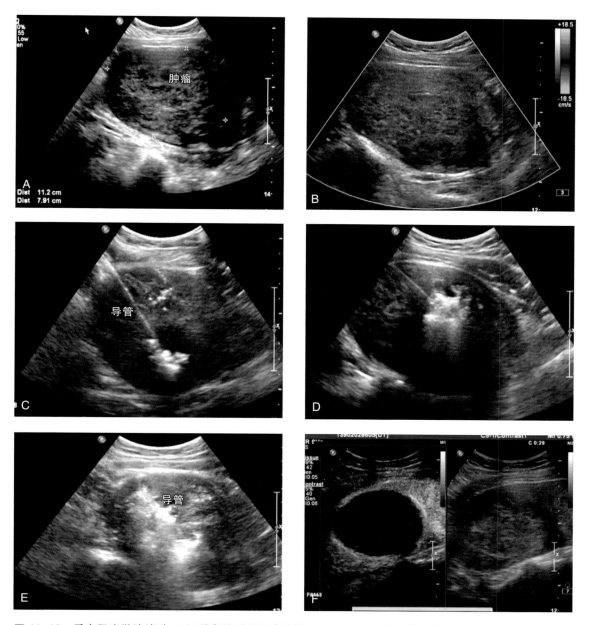

图 11-18　子宫肌瘤微波消融。(A)子宫壁可见尺寸约为 11.2cm×7.91cm 的非均质低回声团,边界欠清;(B)其内可见星点样血流信号;(C)消融针经皮穿刺子宫壁低回声团;(D)多点次多角度消融,由深到浅边退针边消融;(E)消融灶覆盖;(F)术后超声造影复查。

(2)消融应避开月经期或排卵日。

(3)对于范围较大的子宫肌瘤患者,可于术前向患者阴道内填塞浸泡冰盐水的纱布,以预防消融中微波热气泡经阴道流出烫伤阴道黏膜,也便于术后观察有无阴道出血。

(4)消融针插入过程要确定针尖全程在超声下可视,尽量避免穿过子宫内膜,穿刺路径尽量选取穿过腹壁后直接插入子宫肌瘤内,确保消融针针尖距离子宫浆膜>0.5cm。

(5)对于浆膜下子宫肌瘤,消融前可注射人工腹水,盆腔注水后,子宫肌瘤与周围肠管等正常组织形成液体隔离带。

(6)消融结束后要常规超声观察有无活动性出血及子宫周围组织有无异常。

四、子宫腺肌病微波消融治疗

(一)适应证

(1)明确诊断的子宫腺肌病(子宫结合带宽度>13mm),伴有痛经或月经过多、贫血等症状。

(2)患者未生育或已生育但希望保留子宫,拒绝手术或其他治疗方法。

(3)年龄<47岁,有安全穿刺路径。

(二)禁忌证

(1)严重出血倾向或凝血功能障碍。

(2)月经期、妊娠期、哺乳期。

(3)子宫颈 CIN 3 级以上。

(4)伴发子宫内膜不典型增生。

(5)有未被控制的盆腔或阴道炎症。

(三)注意事项(图 11-19)

(1)与子宫肌瘤消融基本相同。

(2)要注意预防有活性的异位内膜组织沿穿刺针针道种植,因此,当消融针穿刺偏离预定部位时,可先采用 40W 微波短时间消融后再拔出消融针重新穿刺。术前若需要活检,消融针应尽量沿穿刺活检针同一针道插入,并且活检时尽量减少穿刺次数,一般 1 针即可。

(四)并发症及其处理

(1)疼痛:对症治疗。

(2)阴道排液:80%患者消融后出现阴道排液,呈淡粉色或洗肉水样,多在 1~2 周自行消失。

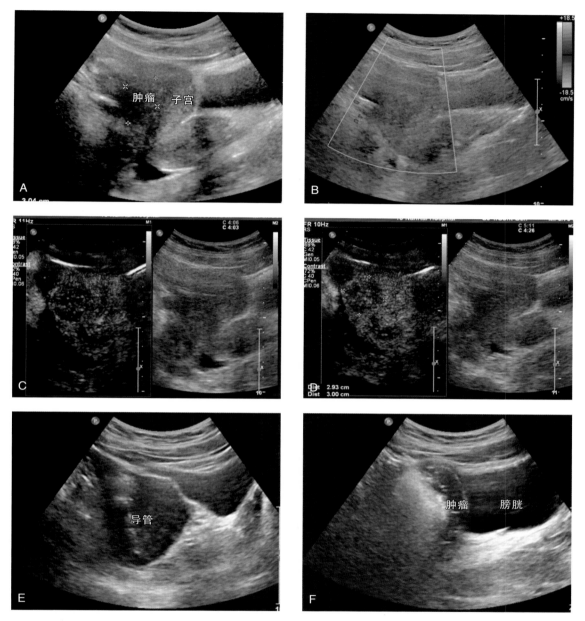

图 11-19　子宫腺肌瘤微波消融。(A)子宫后壁可见尺寸为 3.0cm×2.1cm 的腺肌瘤；(B)其内未见明显血流信号；(C,D)术前超声造影检查,确定腺肌瘤位置及性质；(E,F)微波消融治疗。

（3）阴道黏膜烫伤：术前阴道内放置冰盐水纱布可预防。

（4）恶心、血压升高等：对症处理。

（5）潜在风险：肠瘘、尿瘘、子宫穿孔、子宫破裂、腺肌病组织沿针道种植,发生率极低,术中规范谨慎操作以预防。

五、肿瘤氩氦刀消融治疗

(一)方法及原理

(1)氩氦刀是一种微创超低温冷冻消融肿瘤的医疗设备,其实质是冷冻+热疗治疗肿瘤。

(2)当氩气在针尖急速释放时,可在十几秒内冷冻病变组织至-120℃~-165℃,持续15~20分钟后,关闭氩气,再启动氦气。当氦气在针尖急速释放时,将产生急速复温和升温,快速将冰球解冻,温度上升至零上20℃~40℃,从而施行快速热疗,持续3~5分钟之后,再重复一次以上治疗。

(3)肿瘤组织细胞反复冻融,细胞破裂,细胞膜融解,并且小动脉和小静脉在速冻期结晶,解冻后血管内血液形成栓塞,缺氧将导致周边幸存肿瘤细胞的死亡,从而消除肿瘤。

(二)注意事项(图11-20)

(1)需要在静脉基础麻醉或静脉复合麻醉下进行,消融方法为按照由深到浅,由难到易的顺序消融。

(2)相较于其他消融针,氩氦刀消融针较粗且针尖较钝,穿刺时要小心谨慎,注意避免误伤周围组织脏器。

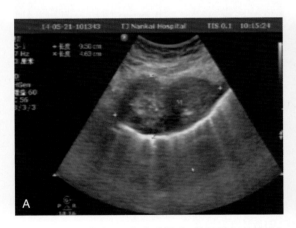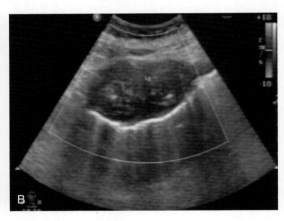

图11-20　肺癌术后,右胸壁转移,使用氩氦刀消融。(A)右侧胸壁可见尺寸约为9.50cm×4.63cm的低回声团;(B)其内可见星点样血流信号。(待续)

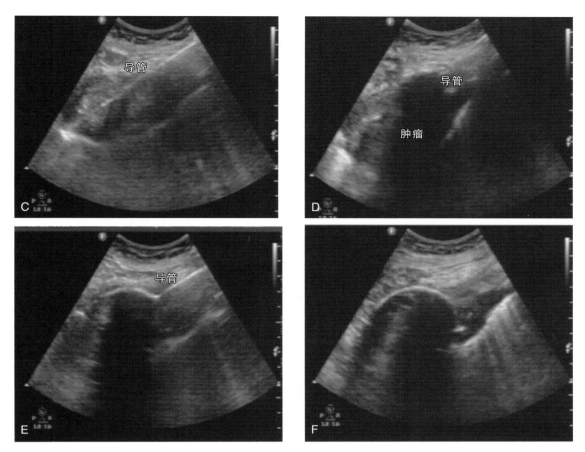

图 11-20(续) (C)超声引导下消融针穿刺;(D,E)多角度多点次消融;(F)消融灶覆盖。

第 12 章

其他治疗

一、肝血管瘤硬化剂注射治疗

(一)肝血管瘤简介

(1)又称肝海绵状血管瘤,是最常见的肝脏良性肿瘤,多由先天性血管发育异常引起。

(2)肝海绵状血管瘤切面呈蜂窝状,组织学上由大片相互吻合、大小不一的薄壁血窦构成,如果体积较小,超声检查有较高的漏诊率。

(3)肝血管瘤为良性疾病,发展缓慢,对机体影响小,体积较小的肝血管瘤一般没有临床症状,预后较好,临床多主张动态观察、定期复查。

(4)部分体积较大血管瘤,可能会有以下影响:

1)邻近脏器可受到压迫并引发上腹胀痛、嗳气等症状。

2)巨大血管瘤还可能在肝内形成动静脉瘘,从而诱发充血性心力衰竭,严重者可威胁生命。

3)部分血管瘤可隐匿发展,逐渐侵犯破坏肝组织,病变部位可出现肿胀和不适感。

4)如果位于肝内重要管道结构附近,有可能影响重要管道结构,如引起黄疸、血栓。

5)如果合并瘤内血栓形成,可能会出现局部疼痛。

(5)血管瘤自发破裂不多见,但位于肝包膜下的巨大血管瘤,有可能受外力打击而破裂,近年来有血管瘤生长迅速、恶变为血管内皮肉瘤的报道,因此有些临床医生主张对巨大肝血管瘤采取积极治疗。

(二)血管瘤的治疗

(1)血管瘤在较小情况下无须治疗,可定期复查,每隔 6~12 个月进行 1 次超声检查,监测血管瘤大小、变化及生长速度。

(2)如果瘤体较大并且产生症状,在确诊后建议采取治疗,传统的治疗方法是手术切除,但由于血管瘤血管丰富,术中容易出血,且巨大血管瘤的积压移位和局部组织的解剖变异在手术中可能会损伤较多的肝组织。

(3)肝血管瘤硬化剂注射治疗:超声引导下经皮穿刺肝血管瘤,瘤体内局部注射硬化剂,以栓塞血管瘤供血血管,使血管瘤的瘤体机化萎缩甚至消失而达到治疗目的。

(三)以无水乙醇作为硬化剂

1.超声引导下无水乙醇注射治疗优点

超声引导下可将无水乙醇直接注射于病变位置,可有效减少药物引发的刺激反应,对肝功能无明显损害,无明显不良反应,疗效肯定,血管瘤持续性均匀闭塞,无血管再生,无须开腹手术,可最大限度地保护肝脏组织,术后并发症少,创伤小,恢复快,患者痛苦少,复发率较低。

2.无水乙醇的栓塞机制

(1)无水乙醇直接渗透细胞,使组织细胞变性,生物活性消失。

(2)改变血流动力学性质,血流、血浆及水等血液成分因此分离。

(3)损伤血管内皮,损伤血细胞,血内蛋白质变性沉淀,凝集并进入组织间隙。

(4)血管内微小血栓形成。

(5)诱发化学性无菌性炎症,可破坏血管内膜、浆细胞,导致管腔塌陷、闭塞,病灶也会逐渐缩小甚至消失,从而达到治疗目的。

(四)适应证

血管瘤直径≥3cm,排除其他占位性病变,患者拒绝手术或不能耐受手术。

(五)禁忌证

(1)严重的出血倾向或凝血功能障碍。

(2)肝功能较差,已达 Child C 级。

(3)大量腹水。

(六)操作方法及注意事项

(1)术前常规超声及超声造影检查,评估肝血管瘤大小、位置、血流情况。

(2)患者取平卧位,一般对其采取局部麻醉,若血管瘤较大,也可行静脉基础麻醉。介入穿刺针在超声引导下经皮穿刺进入血管瘤深部,不可穿透血管瘤。针尖达到预定部位后将针芯拔出,用注射器缓慢推注无水乙醇,使无水乙醇在瘤体内缓慢弥散,注意在瘤体内多点、多方向注射,以确保无水乙醇广泛、均匀地分布在瘤体内。

（3）无水乙醇每次注射量不超过 100mL，拔针时边退针边注射利多卡因溶液，可预防及减轻无水乙醇沿针道外溢刺激引发的疼痛。

（4）血管瘤较大者可分次进行，术后嘱咐患者静卧 6~12 小时，多饮水。

（5）因无水乙醇有刺激性，若患者乙醇过敏或对疼痛较敏感，硬化剂可用聚桂醇替代（图 12-1）。

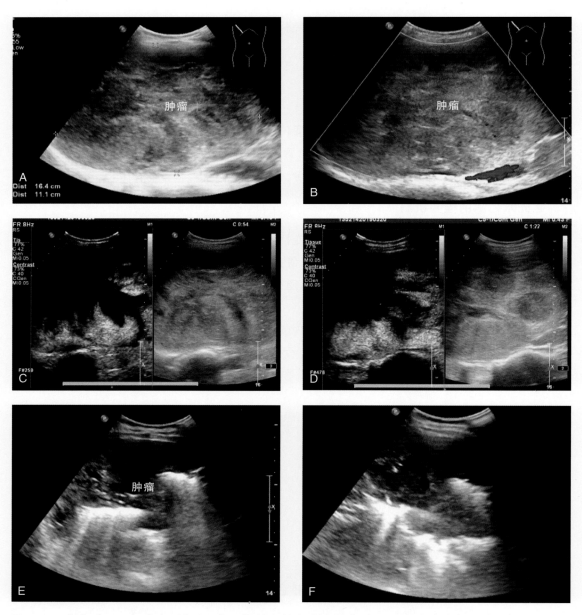

图 12-1 患者，女，29 岁，存在肝右叶巨大血管瘤，血管介入栓塞治疗术后 3 个月，效果不佳，行超声引导下栓塞治疗。(A)肝右叶巨大血管瘤，尺寸约为 16.4cm×11.1cm；(B)其内未见明显血流信号；(C,D)超声造影显示血管瘤周边可见结节样强化，内部可见无强化坏死区；(E,F)行聚桂醇注入瘤体边缘栓塞治疗，瘤体内可见强回声弥漫。(待续)

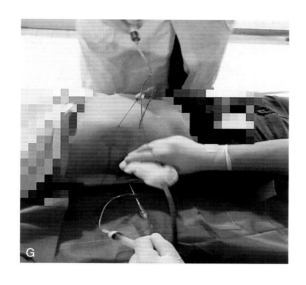

图 12-1（续）　（G）超声引导下经皮穿刺血管瘤及栓塞治疗。

二、腹腔镜术前气腹超声引导下穿刺置管

（一）适应证

有手术史，腹腔有粘连，或患者过于肥胖，或过瘦、腹壁薄弱，腹腔镜戳壳有损伤血管或肠管的可能性。

（二）禁忌证

（1）腹腔粘连严重，无安全穿刺路径。

（2）患者不能配合。

（三）注意事项（图 12-2）

（1）穿刺前让患者吸气呼气，观察穿刺部位有无肠粘连及肠管与腹膜有无粘连，选择无粘连的部位穿刺。

（2）注射器内抽入少量生理盐水，超声引导下穿刺针刺破腹膜后，注入生理盐水，有助于显示针尖位置。若穿刺针未突破腹膜，则注射器注水有阻力，生理盐水会在腹膜前积聚；若突破腹膜，则生理盐水可注入腹腔，注射器注水无阻力，超声不会显示液体积聚。

（3）穿刺针突破腹膜后置入导丝，若导丝不能顺利穿入，则可能穿刺针并未突破腹膜，需重新穿刺或调整穿刺针位置。确认穿刺成功后，将导丝顺利插入，再经导丝置入 16G 或 14G 中心静脉导管，患者一般无明显不适，或稍有胀痛感觉，若导管未放入腹腔，患者会有明显疼痛。

（4）穿刺点应尽可能避开肠道，小肠有较大游离性，应小心操作，穿刺针一般不会刺破肠壁；结肠较为固定，穿刺时需谨慎操作避开肠壁。

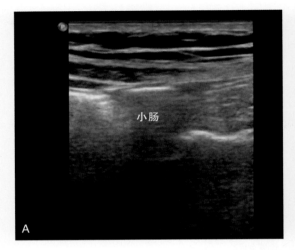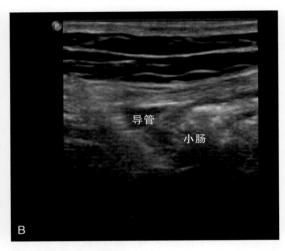

图 12-2 经皮穿刺腹腔,置入中心静脉导管。

三、心包积液

(一)适应证

(1)各种原因引起的心包积液,需要明确其性质。

(2)急性心脏压塞时,解除心脏压塞。

(3)化脓性心包炎、心包积脓。

(4)大量心包积液。

(5)需要心包内注射药物。

(二)禁忌证

(1)严重出血倾向及凝血功能障碍。

(2)不能配合者。

(3)无安全穿刺路径(如严重肺气肿,少量或后心包局限性积液)。

(4)心包积液很少,液性无回声区在 0.5cm 以下。

(5)明确诊断缩窄性心包炎患者不宜穿刺。

(三)穿刺技巧

(1)患者取半卧位或平卧位,术前超声扫查心脏,明确心包积液范围、分布、是否分隔、心包是否增厚等。

(2)穿刺点:剑突下或胸骨左侧缘第 5 肋间肋弓夹角处。

1)积液主要分布于心尖、前壁,则适用前入路(左侧第 5 肋间)。

2)若积液主要分布于下壁、后壁,则适用剑突下入路。

(3)选择无肺组织的安全路径和穿刺点,于心包积液最宽处穿刺,穿刺针针尖斜面向心包积液腔倾斜,避免垂直穿刺心包腔。

(四)注意事项(图 12-3 和图 12-4)

(1)心包积液抽吸及引流速度不能过快,过快会使回心血量迅速增加,加重心脏负荷。首次放 100mL 液体后,缓慢放液 200~300mL,以后每天间断放液 400~600mL。

(2)穿刺时嘱患者平静呼吸,避免大幅度呼吸和咳嗽,进针速度要快。

(3)一般心包积液为淡黄色或淡血性,术后注意超声观察引流管位置。引流液若呈暗红色不凝血,则是血性心包积液,若为鲜血,则可能存在血管损伤,应予止血治疗。

(五)并发症及处理

(1)神经性晕厥。可出现头晕、心悸、出汗、面色苍白、血压下降等,多是由心包受到刺激,迷走神经兴奋引起,患者平卧、静脉注射阿托品可缓解症状。

(2)损伤心肌或冠状动脉。穿刺时正确选择穿刺点,谨慎操作可预防。

(3)气胸。少量可不予治疗,大量则行胸腔闭式引流。

(4)感染。多由引流管留置时间过长或反复注射药物引起,应注意无菌操作,留置时间不宜过长。

(5)心律失常或室颤。其为心包受刺激或心包减压后引起的严重反应的,应行积极内科治疗。

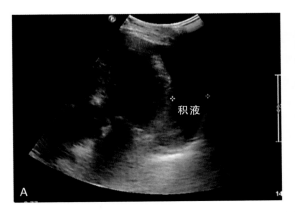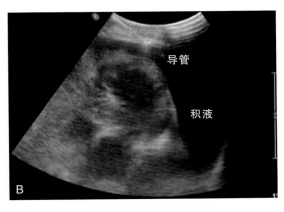

图 12-3　大量心包积液,经胸骨左侧缘第 5 肋间穿刺心包积液,置管引流。

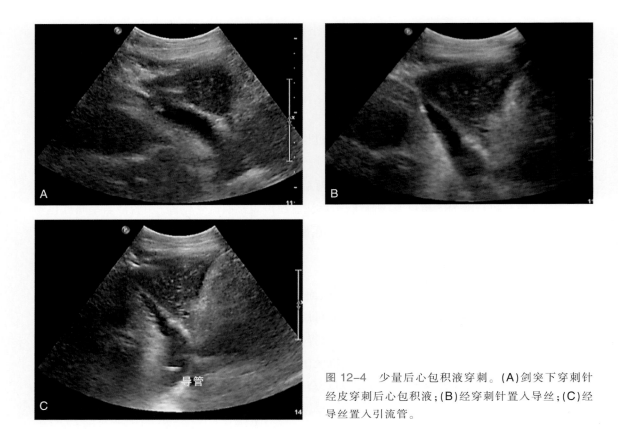

图 12-4　少量后心包积液穿刺。(A)剑突下穿刺针经皮穿刺后心包积液;(B)经穿刺针置入导丝;(C)经导丝置入引流管。

四、血肿的穿刺置管引流(图 12-5 至图 12-7)

(1)自发性或外源性出血引起的血肿,可行超声引导下穿刺置管引流。

(2)因血液凝固,血肿不易引出,建议放置两支以上粗管(16F),可对冲引流。建议使用生理盐水反复冲洗引流管,不仅能稀释陈旧血,而且可抽出凝血块,防止引流管堵塞。

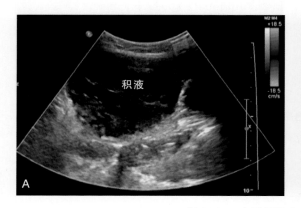
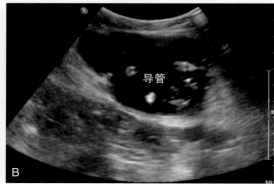

图 12-5　左下腹腹壁血肿,穿刺置管引流。

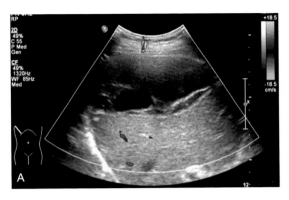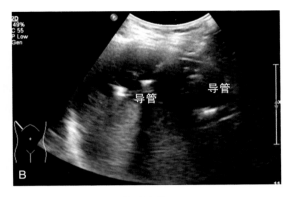

图 12-6　右膈下积血,其内可见分隔样回声,穿刺置入两支引流管。

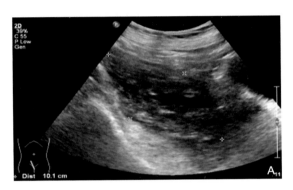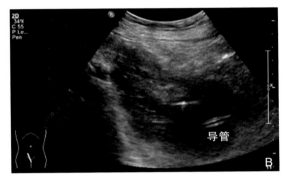

图 12-7　盆腔血肿,内部回声不均匀,形态不规则,穿刺置入引流管。

五、消化道穿孔的穿刺置管引流

(一)适应证

(1)不能耐受手术或拒绝手术的患者。

(2)穿孔较小或穿孔已闭合的患者,或经保守治疗病情稳定的患者。

(3)手术后穿孔仍未闭合的患者。

(二)禁忌证

(1)严重的出血倾向及凝血功能障碍。

(2)严重的心肺功能不全。

(3)不能配合治疗,无安全穿刺路径。

(三)注意事项(图 12-8 至图 12-10)

(1)上消化道穿孔多有气体和消化液漏出,腹腔游离气体会影响超声检查,必要时结合 CT 等其他影像学检查。

（2）引流管尽量置于穿孔处附近，以避免或减少消化液对其他腹腔或脏器组织的污染和损伤。

（3）腹腔游离气体多位于右膈下、肝左叶前方、肝右叶前方、上腹部。穿刺腹腔游离气体的操作与腹腔镜术前气腹超声引导下穿刺置管相同，但因气体干扰，超声难以清楚显示针尖，术前超声评估要明确游离气体的位置，操作时穿刺针刺入气体后会有落空感，并有气体排出。

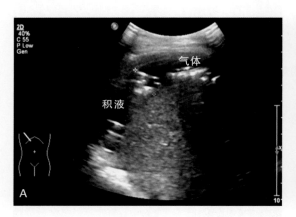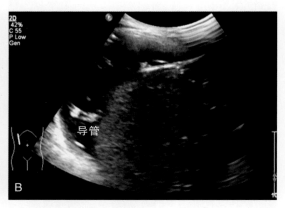

图 12-8　上消化道穿刺，右膈下积液伴游离气体，穿刺置入引流管。

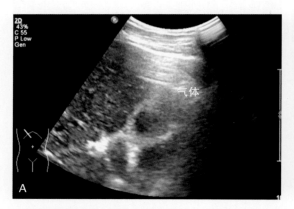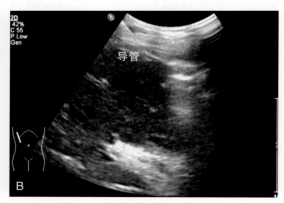

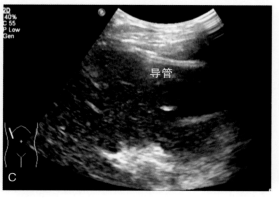

图 12-9　肝右叶前方游离气体穿刺。(A)肝右叶前方可见气体样强回声；(B)超声引导下穿刺针刺入肝右叶前方；(C)游离气体内置入引流管。

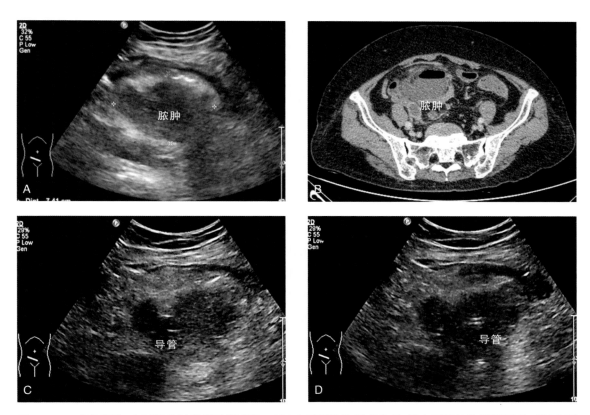

图 12-10 小肠穿孔,右下腹脓肿穿刺置管引流。(A)右下腹脓肿超声表现,其内可见气体样强回声;(B)右下腹脓肿 CT 表现;(C)经皮穿刺脓肿;(D)置入引流管。

六、经皮肾盂穿刺造瘘

(一)适应证

(1)急性上尿路梗阻,包括恶性肿瘤等压迫输尿管导致的梗阻。

(2)肾盂积脓需要引流减压、冲洗、药物治疗。

(3)外伤、手术所致的输尿管损伤,尿外渗或尿漏形成。

(4)移植肾出现的血肿、输尿管狭窄、肾盂积水或积脓。

(5)为经皮肾镜等进一步检查和治疗开辟通路。

(6)向集合系统内注药溶石或肿瘤化疗。

(7)出血性膀胱炎尿液改道。

(二)禁忌证

(1)严重的出血倾向及凝血功能障碍。

(2)严重的心肺功能不全,不能配合治疗。

（3）无安全穿刺路径。

（三）注意事项（图12-11）

（1）术前超声评估穿刺点，进针点选择位于肾外侧偏后的Brodel无血管区（肾脏节段动脉之间无侧支循环，肾脏的凸缘侧后1cm处，即前后层肾叶的分界线，属于相对无血管区，称为Brodel线），进针点一般选择第12肋下方，12肋以上进针需注意避开胸腔。

（2）避免直接穿刺肾盂，通过肾盏进入肾盂可减少血管损伤、尿外渗、引流管脱落等。

（3）尽量一次穿刺置管成功，可避免出血等并发症。肾盂积脓患者穿刺成功后及时抽脓减压，可避免脓液入血引起脓毒血症。

（4）双侧肾积水时，一般不同时行双侧肾造瘘。双侧肾积水都较重时，建议首先穿刺积水程度相对较轻或梗阻发生较晚的肾，以挽救可能尚未完全丧失功能的肾脏；双侧肾积水都较轻时，建议首先穿刺积水相对较重的肾，以减少积水对肾功能的损害。

（5）置管后如果出现血性引流液，不要贸然拔管，应先夹闭引流管并进行静脉止血治疗。

（6）重度积水>1000mL时，要分次缓慢引流，以免腹压骤降引起不适。梗阻肾的突然减压也可能出现尿量增多，术后注意检测尿量、及时补液和纠正电解质紊乱。

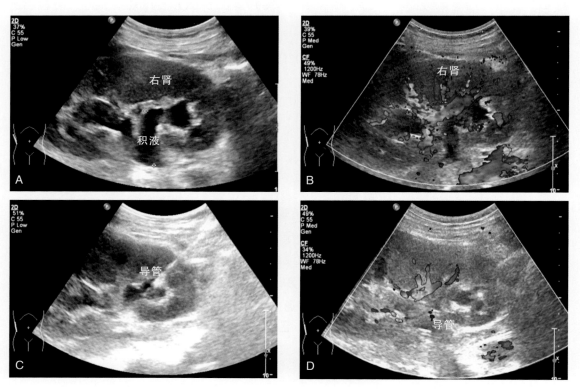

图12-11   右肾积水，穿刺置管引流。（A）右肾积水，肾盂扩张；（B）右肾可见丰富血流信号；（C）经皮穿刺右肾下盏；（D）置入引流管。

(四)常见并发症及处理

(1)出血、肾周血肿、血尿为最常见并发症,少量无须特殊处理,多数在 1 周内消失。出血量较多时需要输血、血管栓塞治疗或者手术,肾周血肿较多时可行穿刺置管引流(图 12-12)。

(2)部分患者会出现尿外渗及肾周积液,少量无须处理,量较多时行穿刺置管引流。

(3)其他还有感染等并发症,对症治疗即可。

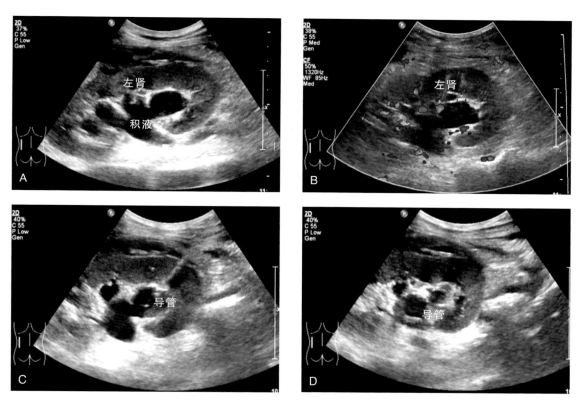

图 12-12　在外院行左肾肾盂造瘘后引流管脱落,左肾肾周少量积血,再次行肾盂造瘘穿刺。(A)左肾积水,左肾肾周少量积血;(B)左肾血流丰富;(C)经皮穿刺左肾下盏;(D)置入引流管。

七、经皮膀胱穿刺造瘘

(1)临床常遇到急性尿潴留患者,尿管不能置入时,需要行超声引导下经皮膀胱穿刺造瘘。

(2)注意穿刺点选择下腹部耻骨联合上方,此治疗比较简单,不再赘述。

八、超声引导下异物取出

(1)对于腹壁或胸壁等部位皮肤深部微小异物,外科手术难以准确定位,而且创伤较大。

(2)超声引导下定位精准,创伤小,可在超声定位下于皮肤切一小开口,超声引导下取出微小异物。

(3)若为金属微小异物,建议配合使用磁铁吸出(图 12-13)。

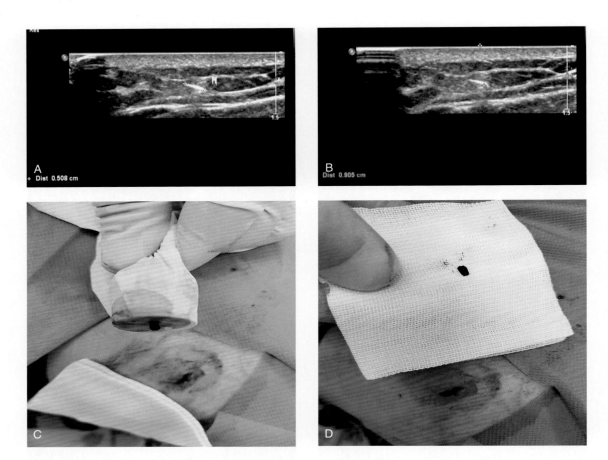

图 12-13　患者砸铁锤时铁屑溅入皮下,接受超声引导下皮下金属异物取出。(A)左季肋区皮下可见长径约 0.5cm 的细小强回声金属异物;(B)异物距皮肤约 0.9cm;(C)行超声引导下异物位置定位,于皮肤切一小口,在超声引导下使用镊子夹取后用磁铁吸出;(D)取出异物为微小片状铁屑。

参考文献

[4]姜玉新,王志刚.医学超声影像学.北京:人民卫生出版社,2013.

[5]金征宇.医学影像学.北京:人民卫生出版社,2008.

[6]高秀来,于恩华.人体解剖学.北京:北京大学医学出版社,2003.

[7]王怀经.局部解剖学.北京:人民卫生出版社,2005.

[8]柏树令.系统解剖学.北京:人民卫生出版社,2003.

[9]吴咸中,王鹏志.腹部外科实践.北京:人民卫生出版社,2017.

[10]钱礼.钱礼腹部外科学.北京:人民卫生出版社,2007.

[11]倪家骧,武百山.超声引导疼痛介入治疗图谱(译).天津:科技翻译出版社,2016.

[12] Sites BD, Chan VW, Neal JM, et al. The American Society of Regional Anesthesia and Pain Medicine and the European Society of Regional Anesthesia and Pain Therapy joint Committee recommendations for education and training in ultrasound-guided regional anesthesia. Reg Anesth Pain Med. 2009;34(1):40-46.

索 引